Marianne E. Meyer
Überlebenshilfe bei Corona
Selbsthilfe-Heilbuch für den perfekten Immunschutz
Schön bleiben auch in *vervirten* Zeiten

Herstellung und Verlag: BoD – Books
on Demand, Norderstedt
ISBN 978-3-7557-1517-7

Einige weitere Bücher von M. E. Meyer:

Gesund ohne Medikamente
Spirulina, Überlebensnahrung für ein neues Zeitalter
Wasser verbindet die Welten
Spirulina: Heilnahrung auch für Tiere
Wasserkristalle: Botschaft der Seelen

Umschlaggestaltung, Satz & Layout: M. Meyer

Dank für die Überlassung folgenden Bildmaterials: Pflanzmich S.44, Pixabay.com S.52, Cheminst.ca S.59, J. Janzen S.86, R. Taylor S. 115

Cover: R.Taylor, M. Meyer

Marianne E. Meyer

Überlebenshilfe bei Corona

Selbsthilfe-Heilbuch für den perfekten Immunschutz

Schön bleiben auch in vervirten Zeiten

Wenn wir glauben, jede Krankheit

mit einer Impfung beherrschen zu können,

werden wir in absehbarer Zeit

unser Immunsystem derart verdummen,

dass es nicht mehr in der Lage sein wird,

die kleinste Infektion zu heilen.

Das wird die Pharmaindustrie erfreuen.

Ich denke, dass Hippokrates, der Vater

der modernen Medizin, dem zustimmen würde,

wo er doch forderte, dass unsere Nahrungsmittel

unsere Heilmittel sein sollen.

Und haben Sie jemals Spritzen an Bäumen

hängen oder aus der Erde schießen sehen?

INHALTSVERZEICHNIS

Apropos Wahrheit: Wundern Sie sich nicht, dass ich meine auf eigene Studien, Berichte von Verwandten, Freunden und Bekannten basierende Aussagen mit so vielen unabhängigen Studien belege. Vor allem, wenn sie beweisen, dass z. B. schon 44 Jahre vor der sog. Corona-Pandemie Wasserstoffperoxid (H_2O_2) in einer Konzentration von 3 % Corona-Viren inaktivierte. Und wie sie im Buch erfahren werden, haben auch viele andere Forscher rund um den Globus antivirale, meist natürliche Substanzen im Reagenzglas und am lebenden Organismus getestet.

Und wie Goethe, einer unserer bedeutendsten Dichter und Naturforscher erkannte, muss man *das Wahre immer wiederholen, weil auch der Irrtum um uns her immer wieder gepredigt wird.*

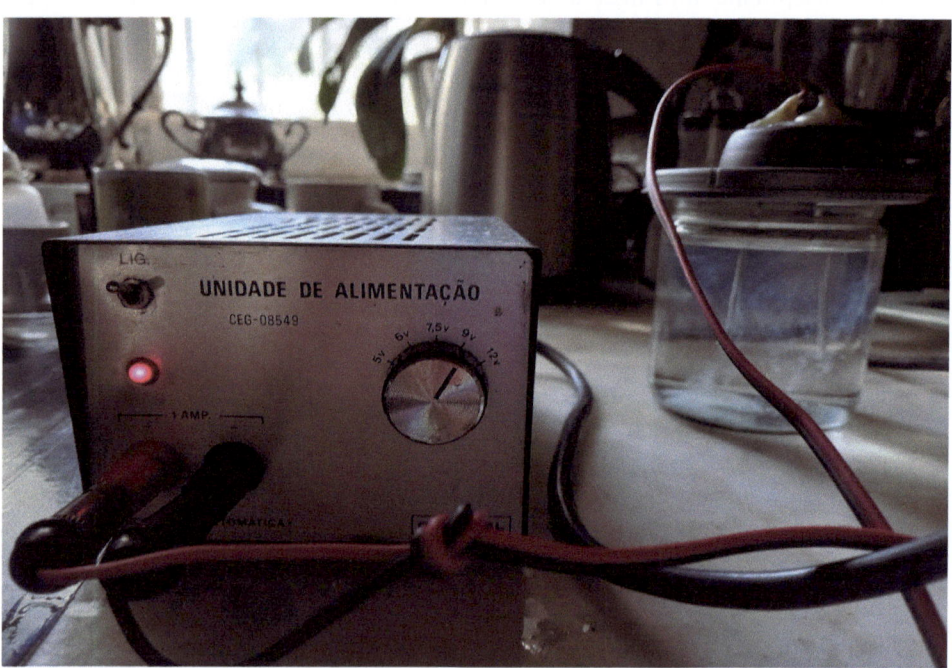

Vorwort

Als Autorin des Selbsthilfe-Heilbuchs „Stärke dein Immunsystem und heile dich selbst" dürfen Sie erwarten, dass ich Sie über das Mobilisieren Ihrer körpereigenen Abwehrkräfte informieren werde. Vielleicht kann ich Sie auch durch meine Gesund-Küche und ein Anti-Angst-Management ermutigen, auf Leib und Leben zu vertrauen und ein weniger angstbesetztes Verhältnis zum Tod zu erlangen.

Die Motivation, mich dem Thema Immunsystem zu widmen, gründet in meiner Krankengeschichte. Von Kopf bis Fuß gegen Kinderkrankheiten, Seuchen und andere angsteinflößende Leiden immunisiert, bekam ich dennoch außer Kinderlähmung sämtliche Kinderkrankheiten. Schon als Säugling wurde mir wegen einer Lungenentzündung Penicillin verabreicht. Im Alter von fünf Jahren hatte ich bereits zwei Operationen hinter mir. Von Rachen-Mandeln und Appendix – zwei Organen des Immunsystems – befreit, löste in der Folge eine Infektion die andere ab. Da sie stets mit starkem Geschütz bekämpft wurden, litt ich unter Verdauungsproblemen, da Antibiotika wie allgemein bekannt die gesunde Darmflora zerstören.

Die Vertreter des parasitischen Hefepilz-Stammes Candida albicans nahmen überhand und raubten meinen Zellen die lebensnotwendigen Nährstoffe. Im Alter von 10 Jahren begannen sich meine Augenlinsen zu trüben. Mit 13 wurde ich am „Altersstar" operiert. Nach einer Reihe von Star- und Nachstar-Operationen fing ich eine Lehre als Arzthelferin an. Vermutlich unbewusst, um etwas über die Hintergründe meiner maroden Gesundheit zu erfahren. Allerdings lernte ich in dieser Arztpraxis eher, den Status quo zu zementieren bzw. meinen Giftlevel im Körper aufrechtzuerhalten: Ich rauchte im Wartezimmer, nachdem der Patientenansturm vorbei war und deckte mich mit kostenlosen Appetitzüglern und Entwässerungspillen ein, mit denen die Vertreter der Pharmaindustrie nicht zu geizen pflegten.

Die in mir brodelnde chemische Brühe resultierte im ersten Jahr meiner Volljährigkeit in einem Heuschnupfen der übelsten Sorte, den ich in Ermangelung besseren Wissens mit Antihistaminika zu unterdrücken versuchte.

In der Retrospektive mutet es gar nicht so merkwürdig an, dass ich mich nach einigen Berufsjahren über den zweiten Bildungsweg unter anderem auf die Psychologie verlegt habe. Denn Anfang der 70er Jahre wurde verstärkt Ursachenforschung psychosomatischer Erkrankungen betrieben und viel über dieses Thema diskutiert. Aber auch dort fand ich nicht des Rätsels Lösung.

Erst während meines ernährungswissenschaftlichen Studiums in den USA wurde mir klar, woran die meisten von uns wirklich erkranken: an Fehlernährung und einem ungesunden Lebensstil. Mittlerweile leiden die meisten Erwachsene an irgendeiner Form von Allergie bzw. degenerativer Erkrankung oder sind total übersäuert.

Während des Studiums besuchte mich Halima Neumann in Los Angeles. Die Gesundheitsexpertin kam zu ihrer Berufung, nachdem sie sich von einer schweren Krebserkrankung mit Spirulina, Papaya, Aloe Vera und Weizengras heilte. Sie machte mich mit der die Zellen regenerierenden und -erneuernden vitalstoffreichen blaugrünen Mikroalge näher vertraut. Bereits in der AIDS-Hilfegruppe in West Hollywood, wo ich freiwillig mitarbeitete, wurde Spirulina als Fleischersatz empfohlen. Durch Halimas Anregung kam mir die Idee, mit den rund 300 jungen Männern, die sich jeden Mittwoch in West Hollywood trafen, eine empirische Studie für meine Dissertation zu erstellen. Vor allem, da Gustafson und Kollegen entdeckten, dass die Sulfon-Anteile der Glykolipide in Spirulina das *HIV* zerstören (1989).

Da wird es Sie sicher nicht wundern, wenn ich Ihnen gern nahebringe, dass Sie sich vorbeugend oder im Fall von beginnenden viralen Atemwegserkrankungen mit natürlichen anti-viralen Mitteln Erleichterung schaffen können. Und zwar rasch. Wenn ich z. B. heute in Corona-Zeiten von einem Supermarktbesuch komme und anfange zu hüsteln – da kann mir freilich auch das Unterbewusstsein einen Streich spielen – nehme ich sofort einige Tropfen H2O2 oder kolloidales Silber (siehe Seiten 25 und 27) und einige Spirulina-Presslinge. Und schon ist das Hüsteln verschwunden. Mit diesen nebenwirkungsfreien Heilmitteln haben Sie quasi ein zweites Immunsystem installiert. Bieten Sie also besser einem eventuell sich bei Ihnen eingenisteten Virus weder Zeit noch Raum, da es sich sonst erbarmungslos vermehren wird. Denn wenn Sie gegen ein sich festgesetztes Virus nichts machen, hängt das Verhindern oder Verlangsamen des Viruswachstums zuallererst davon ab, wie stark Ihr Immunsystem ist. Ein starkes Immunsystem erkennt das Virus und wehrt es ab, bevor es die Gelegenheit hat, in Ihre Zellen einzudringen. Ein geschwächtes Immunsystem kann dies möglicherweise nicht leisten. Gleichwohl kann es in der Lage sein, das Virus zu identifizieren und zu stoppen, nachdem es in

Ihre Zellen eingedrungen ist. Diese Arbeit leisten spezielle Immunzellen, wie etwa die großen Fresszellen (Makrophagen), Killerzellen, T-Zellen, B-Zellen usw.

Ist Ihr Immunsystem sehr geschwächt, kann es vielleicht nicht beides tun, wodurch sich das Virus schnell und unvermindert ausbreitet und so großen Schaden anrichtet, dass selbst ein medizinischer Eingriff eventuell nicht ausreicht, um Sie vor einem möglichen Organversagen zu schützen. Aufgrund dessen brauchen Sie unbedingt ein starkes körpereigenes Abwehrsystem. Um stark zu sein, braucht es Nährstoffe aus der Nahrung, um die Immunzellen aufzubauen. Ernähren Sie sich nährstoffarm, kann es nicht optimal funktionieren. Die Spirulina-Alge ist das nährstoffreichste Lebensmittel der Welt, ein Füllhorn an Mikronährstoffen, die Ihr Immunsystem benötigt, inklusive antiviraler Substanzen (siehe Seite 27 ff.).

Falls Sie sich wundern, was es in diesem Buch mit dem Thema Schönheit auf sich hat: Das kam daher, dass ich auf das Ergebnis einer Studie aufmerksam wurde: Bei 87 % der Teilnehmer wuchsen durch die tägliche Applikation von Zwiebelsaft nach sechs Wochen wieder Haare. Da infolge von Stress büschelweise Haare ausgehen können, dachte ich, in stressigen Zeiten von Corona-Maßnahmen könnte Sie diese Information interessieren. Doch da ich die Prozedur kein 2. Mal machen wollte und ein Rezept für eine angenehmere Anwendung fand (siehe Seite 48), verzichte ich auf die Zwiebelkur im Buch. Sie können sie ja selbst testen, indem Sie online gehen: https://www.instyle.de/beauty/vollere-haare-mit-zwiebelsaft

Über diesen Impuls hinaus durfte ich vor Jahren zum Großteil holistisch arbeitende Kosmetikerinnen im deutschsprachigen Raum für ein Buchprojekt interviewen, das Bob Hartmann, Chef von *Deynique* und *Cosmetic World* initiierte. Dabei konnte ich Interessantes über Wellness, Body-Alignment, Entsäuerung, Schmerz- und Hautbehandlungen sowie Gesichtsmuskelstärkung lernen. Da dachte ich, es wäre in diesen *vervirten Zeiten* besonders wichtig, in allem, was Gesundheit und Schönheit angeht, selbst Hand an sich legen zu können. Vor allem, wenn Quarantäne zwingend geboten ist oder Schönheits- und Frisiersalons geschlossen bleiben müssen. Es wäre ja auch schade, wenn die wertvollen Tipps der erfahrenen Schönheitspflegerinnen brachlägen.

.. Des Weiteren können Sie den Rezept-Teil des Buches als Quelle supergesunder und für Ihre Figur förderlicher Gerichte nutzen.

Einleitung

Dieses neue Selbsthilfe-Heilbuch für den perfekten Immunschutz informiert Sie in Teil I über die Gründe unseres gegenwärtig schwächer werdenden Immunsystems. Erwartungsgemäß erfahren Sie natürlich auch, was Sie tun können, um Ihre körpereigene Abwehrkraft zu unterstützen. Weiter finden Sie eine Liste von Krankheitszeichen, die auf einer Immununterdrückung beruhen können.

Dem II. Teil entnehmen Sie, wie Sie Ihr Immunsystem gezielt stärken können, beginnend mit Basen bildenden Lebensmitteln und Lebensweisen. Auch erfahren Sie etwas über Aufkommen und Verbreitung humaner Corona-Viren mit entsprechenden Erkrankungen. Ferner können Sie sich über bereits getestete Arzneimittel gegen Covid-19 und fünf angeblich noch in diesem Herbst verfügbaren Drogen informieren.

Teil III klärt Sie über Heilpilze und andere Pflanzen auf, z. B. wie deren Blätter, Wurzeln, Beeren oder Kerne Ihnen zur Regeneration und Verjüngung verhelfen können. Einige davon sind schon gegen SARS-CoV-2-Viren erfolgreich eingesetzt worden.

In Teil IV erfahren Sie, wie durch Fehlernährung, Stress und Bewegungsmangel Ihre Körperflüssigkeiten übersäuern.

Der V. Teil informiert Sie über die Entgiftung des Körpers mit den besten Lebensmitteln, um Ihre Säuren, also die angesammelten Schadstoffe loszuwerden.

Teil VI weist Sie in Praktiken zur körperlichen, seelischen und mentalen Stärkung ein, beginnend mit Atemtechniken, dem Erkennen individueller Angst und anderen antrainierten Denkmustern. Sie können unter anderem das Glück finden, durch Singen Ihre Abwehrkraft stärken sowie heilende Gedanken und das Erinnern an die Toten als Kraftquelle nutzen.

In Teil VII geht es um das Verzögern des Alterungsprozesses und um die Schulung Ihres autodidaktischen *Know Hows*, damit auch in Krisenzeiten Ihre Haut, Haare, Muskeln und Gewebe *in shape* bleiben.

Und last but not least zeigt Ihnen Teil VIII, wie rasch und einfach Sie die Rezepte aus Dr. Meyers Gesundküche nachkochen können.

I. DAS WUNDER DER KÖRPEREIGENEN ABWEHR

Ist unser Immunsystem intakt, schützt es uns vor Krankheitskeimen und Umweltgiften. Die gesunde Darmflora trägt wesentlich zum Funktionieren unseres Immunsystems bei. Unsere Darmbakterien helfen nicht nur beim Verwerten von Nahrungsbestandteilen. Wenn wir z. B. etwas Verdorbenes essen, verhindern sie auch, dass sich Krankheitserreger ausbreiten können. Ein gesundes Mikrobiom ist daher die Basis für ein intaktes Immunsystem.

Sind wir erkältet, kämpft unser Immunsystem gegen unerwünschte Erreger und den Keimen geht es an den Kragen, sodass Bakterien, Viren und Parasiten nur noch harmlose Kerlchen sind. Da unser Körper voller Giftstoffe ist und ständig damit konfrontiert wird, ermittelt und neutralisiert das Immunsystem auch Schadstoffe aus der Nahrung und Umwelt und scheidet sie zum größten Teil aus. Ebenso gelingt ihm der Kampf gegen Krebszellen, die wir uns hin und wieder zuziehen, z. B. bei Ernährungsfehlern, in Schocksituationen oder wenn wir unter permanentem Stress stehen.

Gründe für ein generell schwächer werdendes Immunsystem

In den vergangenen siebzig Jahren versuchten die Menschen, sich an unnatürliche Substanzen in Nahrung und Umwelt anzupassen. Unser Körper ist aber entsprechend seiner genetischen Ausstattung auf in Licht, sauberer Luft und Sonne gereifte und schonend zubereitete **Lebens**mittel angewiesen. Doch unsere heutige Nahrung besteht größtenteils aus „toter Materie".

Das in Äthiopien gefundene Fossil eines 1,50 cm großen, aufrecht gehenden Prähominiden deutet darauf hin, dass menschenähnliche Vorgänger sich mehr als vier Millionen Jahre lang von frisch geernteten Pflanzen und unbelastetem Fleisch und Fisch ernährten. Ihre Tage waren mit schwerer körperlicher Arbeit angefüllt, die überwiegend der Nahrungsbeschaffung und dem Schutz gegen wilde Tiere gegolten haben mochte.

Wir können daher unmöglich annehmen, dass wir uns in einem winzigen Bruchteil dieser Zeit an denaturierte Kost anpassen können, ohne Schaden an Körper, Geist und Seele zu nehmen.

Im Gedenken an Hippokrates, den Vater der modernen Medizin, können wir heute seine treffende Aussage in Bezug auf die gesundheitsfördernde beziehungsweise die Gesundheit erhaltende Pflanzenkost wie folgt ändern:

Lasst biodynamisch gewachsene Nahrung unsere Medizin sein

Machen wir uns einmal bewusst, wie radikal sich unsere Ernährung in den letzten hundert Jahren verändert hat. Statt des früheren Fruchtfolge-Anbaus, bei dem der Ackerboden nach sechs Jahren ein Jahr brachliegt, betreiben die konventionell produzierenden Bauern Raubbau an Mutter Erde. Sie nebeln die Felder mit giftigen Substanzen ein und entfernen die nährstoffreiche äußere Hülle des Getreides, das ohnehin auf ausgelaugten Böden wächst.

Menschen mit einem schwachen Immunsystem wären sowieso besser dran, ihre Nahrungsmenge zu reduzieren, weil dann weniger Verdauungsarbeit anfiele, weniger Giftstoffe in den Körper kämen und somit unsere Abwehrzellen weniger Arbeit hätten. Dies gilt besonders in Fällen von akuten Krankheiten. Doch wenn ich das sage, renne ich meist gegen eine Wand und höre immer wieder: *Aber man muss doch essen!* Nein, muss man nicht! Wir heilen allemal schneller, wenn wir möglichst wenig essen und viel reines Wasser trinken, weil dann die körpereigene Abwehr weniger Mühe mit den in der Nahrung vorhandenen Giftstoffen hat und auch unsere Darmbakterien weniger Arbeit haben.

Die Tiere zeigen uns, wie sie sich verhalten, wenn ihnen nicht wohl ist: Sie fressen Gras und trinken Wasser. Wir können uns auch Gerstengras etwa in einem Katzenklo anbauen, den Saft aus den Halmen kauen und Wasser dazu trinken. Aber einfacher geht es mit Spirulina-Fasten. Immerhin sind die Vorläufer dieser blaugrünen Mikroalge die ersten Abkömmlinge der ersten fotosynthetischen Lebensform und schufen unsere Sauerstoff-Atmosphäre vor etwa dreieinhalb Milliarden Jahren. Mithilfe des Sonnenlichtes konnten sie Wassermoleküle spalten, wodurch sie ihre eigene Nahrung aus den umgebenden Gasen und Mineralien erzeugten. Die Blaualgen verwandelten die Erde also in ein lebensfreundliches System und schufen die Voraussetzungen für die Entstehung mehrzelliger Organismen. Wir dürfen sie demnach als die Muttersubstanz von Flora und Fauna bezeichnen. Und alle Vitalstoffe, die wir zum Leben brauchen, können wir von diesen blaugrünen Mikroalgen oder genauer gesagt den Cyanobakterien beziehen.

Kinder sind durch Schwermetalle und Pestizide stark gefährdet

Die Kleinen reagieren gegenüber Pestiziden besonders sensitiv, da ihre rasch wachsenden Zellen anfälliger gegen Krebserreger sind als die Zellen von Erwachsenen. Auch inhalieren Kinder im Verhältnis zu ihrem Körpergewicht eine höhere Dosis an Toxinen als Erwachsene und tendieren dazu, durch den Mund anstatt durch die Nase zu atmen. Dadurch entfällt die Filterfunktion der nasalen Flimmerhaare. Und schließlich bedingt ihre geringe Körpergröße eine erhöhte Aufnahme von Giftstoffen. Denn kleine Kinder befinden sich näher an den Auspuffrohren der Fahrzeuge und kommen durch Spielen und Toben auch eher mit den Pestiziden des Rasens oder der Felder in Kontakt.

Mangelnde Bewegung & mangelnder Schlaf schwächen das Immunsystem

Die heute überwiegend sitzende berufliche Tätigkeit und der Mangel an Bewegung in der Freizeit wirken sich besonders nachteilig auf den Stoffwechsel und das Herz-Kreislaufsystem aus. Besonders, wenn wir auch noch in der Freizeit nur vorm Fernseher hocken oder im Internet surfen.

Wir sind ja nicht mit Motoren auf die Welt gekommen. Daher ist anzunehmen, dass die Schöpfung es so vorgesehen hat, dass wir unseren Körper kräftig bewegen. Wir brauchen heute nicht mehr unserer Nahrung hinterherzujagen, die Wäsche zu rubbeln und das Wasser ins Haus zu schleppen. Aufgrund der Erleichterungen, die unsere moderne Lebensweise gebracht hat, sehen wir uns kaum noch bemüßigt, uns in irgendeiner Weise anzustrengen. Daher ist es höchst ratsam, uns mit Freizeitaktivitäten fit zu halten. Ansonsten werden wir dickleibig, depressiv, verspannt und sauer.

Sauer und reizbar werden wir auch, wenn wir wenig schlafen. Schlaftees oder -tabletten sind keine gute Lösung. Besser ist es, die Ursache zu ermitteln. Diese kann ein zu spätes Abendessen sein. Oder die Einnahme von Medikamenten. Auch der Genuss von zu viel Alkohol, Koffein, Drogen, Hülsenfrüchte, Hartkäse, Fleisch, fett- und eiweißreiche sowie scharfe Speisen, Fast Food, Süßes, Blattsalate und Rohkost können Ihren Schlaf stören. Vielleicht fehlt es an Melatonin, bestimmten B-Vitaminen, Vitamin C, Magnesium oder Kupfer. Oder es plagt der ewige Gedankensalat. Da hilft oft mehrmaliges tiefes Einatmen, dabei alle Muskeln anspannen und beim Ausatmen wieder loslassen. Auch das Klimpern mit den Wimpern ermüdet, sodass Sie rascher einschlafen können. Da wären wir dann bei einem weiteren Grund für Schlafstörungen: Motorik-Mangel.

Die Strahlenbelastung setzt dem Immunsystem zu

Wir sind umgeben von ionisierender Strahlung, die, abhängig von ihrer Stärke und Dauer, die zellulare Funktion einschränkt oder zum Zelltod führen kann. Schon mäßige Belastungen durch Röntgenstrahlen, Elektrosmog von Computer, Fernseher, Mikrowellenherd und anderen Geräten können zu Kopfschmerzen, Übelkeit, Erbrechen, Appetitmangel und Durchfall führen. Eine langzeitige Strahlenbelastung kann Sterilität, Missbildungen, Leukämie oder andere Formen von Krebs, Haarausfall und Grauen Star zu Folge haben. Das Strahlenvolumen, dem wir während eines Interkontinentalfluges ausgesetzt sind, entspricht etwa drei Röntgenaufnahmen der Lunge. Strahlendosen, die zu niedrig sind, um Zellen zu zerstören, können dennoch zellulare Veränderungen hervorrufen, die erst Jahre später durch ein unterdrücktes Immunsystem oder Schilddrüsenprobleme entdeckt werden.

Weitere Faktoren, die das Immunsystem negativ beeinflussen

Ein schwächer werdendes Immunsystem erkennen wir daran, dass wir öfter, länger und stärker als üblich Schnupfen, Husten, Halsschmerzen oder andere Erkältungssymptome haben. Dies geschieht besonders in Zeiten, in denen unser Körper empfänglicher für Krankheiten ist, also unter Stress, Trauer & hormoneller Umstellung.

Weiterhin können Hassgefühle, Groll, Neid, unterdrückte Sorgen und ein Mangel an Lebensfreude unsere körpereigene Abwehr schwächen.

Rausch- oder Aufputschmittel geben dem Immunsystem falsche Signale, sodass es irritiert und fehlgesteuert reagiert. Da es lernfähig ist, besteht die Gefahr, dass es sich künftig auf ähnliche Stimulationen hin wieder falsch verhält.

Auch psychische Belastung, Nervosität und Ängstlichkeit in Alltagssituationen, beispielsweise während der Arbeit, im Verkehr oder zu Hause haben einen negativen Einfluss auf das Immunsystem.

Wenn wir üppig essen und zu viel Fett oder Zucker verzehren, muss das Immunsystem Abwehrzellen zum Verdauungstrakt senden. Diese müssen von möglichen Entzündungsherden abgezogen werden. Es besteht daher die Gefahr der Verschleppung einer Infektion.

Symptome, die auf Immununterdrückung beruhen können

Wenn Sie eines der folgend aufgeführten Zeichen von Immununterdrückung an sich oder Ihren Lieben entdecken, ist es dringend notwendig, sofort Maßnahmen zu ergreifen, um die körpereigenen Abwehrkräfte zu stärken.

Akne, die über die Zeit des hormonellen Wechsels der Pubertät, der in der Regel im Alter von 25 abgeschlossen ist, hinaus andauert.

Allergien stellen eine Fehlreaktion des Immunsystems dar. Der Organismus ist mit gefährlichen Immunkomplexen überflutet, und ihre Entfernung stellt eine enorme Belastung dar.

Belegte Zunge, die länger als drei Wochen anhält.

Bluthochdruck in mittleren Jahren ist ein Zeichen für verengte, unflexible Adern aufgrund von Arteriosklerose, die vermutlich auf abgelagerte Immunkomplexe zurückzuführen sind.

Diabetes Typ II (Ausbruch im Erwachsenenalter) zeigt, dass die Enzymproduktion in der Bauchspeicheldrüse – wichtig für ein perfektes Funktionieren des Immunsystems – nachgelassen hat.

Erkältungen, mehr als zwei bis drei jährlich, oder jede Erkältung, die länger als drei Wochen dauert.

Grippe, mehr als einmal pro Jahr.

Haut, die nach dem 30. bis 35. Lebensjahr trocken und faltig wird, ist ein Zeichen dafür, dass die Produktion der Sexualhormone sich verringert. In einem gesunden Körper sind alle Hormone ausgeglichen.

Herpesinfektionen zeigen an, dass das Immunsystem nicht richtig arbeitet, obgleich das nicht bedeutet, dass man auch für andere Infektionen anfällig ist.

Mandelentzündungen, mehr als einmal pro Jahr.

Steife Glieder am Morgen können ein Zeichen für ein beginnendes rheumatisches Leiden sein, das ebenfalls mit einem irritierten Immunsystem zusammenhängt.

Warzen, die besonders häufig während der Pubertät, Schwangerschaft und Menopause auftreten, weisen auf eine geduldete Virusinfektion hin und sind daher ein Zeichen für ein geschwächtes körpereigenes Abwehrsystem.

Zahninfektionen oder jegliche Wundheilung, die länger als drei Wochen dauert.

Wann und wodurch sind wir empfänglicher für Krankheiten?

In Zeiten der hormonellen Umstellung, der Pubertät, Schwangerschaft und der Wechseljahre sind wir besonders anfällig für gesundheitliche Probleme.

Aber auch während Trauer-Perioden, in Schocksituationen oder bei extremer Angst besteht das erhöhte Risiko einer Erkrankung.

Dauerstress und ungünstige Umweltfaktoren sowie die derzeitigen mit dem Corona-Virus verbundenen Lockdown-Maßnahmen können ebenfalls zu physischen und psychischen Krankheiten führen.

Und *last but not least* sind Nahrungsgifte, Fast Food und die heutige Fertigkost-Kultur weitere Faktoren, die unseren Körper empfänglicher für Erkrankungen machen.

II. IMMUNBOOSTER UND HILFE BEI CORONA

Wenn Sie Ihr Immunsystem mit natürlicher vitalstoffreicher Ernährung, reinem Wasser, Sonnenlicht, viel Bewegung an der frischen Luft und genügend Schlaf gestärkt haben, können Sie Ihrem inneren Heiler so weit vertrauen, dass er Sie auch in Zeiten von Massenerkrankungen vor schweren Krankheitsverläufen schützt.

Covid-19: die durch das Corona-Virus verursachte Infektionskrankheit

Mehrere humane Corona-Viren (HCoVs) sind fähig, Epidemien oder Pandemien zu erzeugen. Die entsprechenden Krankheiten sind dabei durch schwere Atemwegserkrankungen gekennzeichnet, wie etwa beim Schweren Akuten Atemwegssyndrom (SARS-CoV), dem Nahen Osten CoV und heute bei SARS-CoV-2, einem Ausbruch, der ab Dezember 2019 explosionsartig und unkontrolliert zugeschlagen und weltweit angeblich rund fünf Millionen Menschen das Leben gekostet hat. Das erste Aufkommen von COVID-19 wurde Ende Dezember 2019 in der chinesischen Stadt Hubei in Wuhan gemeldet. Da die Grenzen der betroffenen Region nicht beizeiten geschlossen wurden, breitete sich COVID-19 wie ein Lauffeuer durch Flugreisen fast auf der ganzen Erde aus. Es handelt sich um eine ernste Virusinfektion der unteren Atemwege, vermutlich verursacht durch zoonotische Krankheiten. Das bedeutet, wenn Krankheitserreger von Tieren auf Menschen springen, wie einige vermuten, von Fledermäusen. Andere glauben zu wissen, dass es sich um einen Laborunfall handelt.

Wie greift nun COVID-19 Ihr Atemwegssystem bzw. andere Organsysteme an? Es infiziert und entzündet Ihre Lunge, die dann nicht genug Sauerstoff aufnehmen oder Kohlendioxid entfernen kann. Sie wird letztendlich so beschädigt, dass sie versagt. Das Virus scheint das Eisenatom in Ihrem Hämoglobin hinauszuwerfen und durch sich selbst zu ersetzen. Zuerst transportiert das Eisenatom in Ihrem Hämoglobin Sauerstoff in Ihr Blut. Wenn es entfernt und durch das Virus ersetzt wird, kann Ihr Hämoglobin keinen Sauerstoff mehr in Ihren Körper transportieren und dies kann zu Organversagen führen. Viele COVID-19-Patienten sterben an einem Herzstillstand, weil ihrem Herzen Sauerstoff entzogen wurde.

Aufgrund der vielen Todesopfer, wirtschaftlichen Einbußen und Beeinträchtigungen ist bereits geprüft worden und muss noch weiter geprüft werden, inwiefern bereits bestehende Alternativen das Voranschreiten der Pandemie abmildern bzw. das Virus abtöten können.

Wie gesagt können Sie in jedem Fall etwas tun, um einen milden Verlauf einer viralen Erkrankung zu ermöglichen: Essen Sie frische Lebensmitteln, trinken Sie reines Wasser, schlafen Sie 7–8 Stunden und bewegen Sie sich viel an frischer Luft. Damit haben Sie bereits das Fundament für eine stabile Abwehrkraft gebildet. Da Sie aber heute aufgrund ausgelaugter Ackerböden nicht mehr genügend Vitalstoffe aus der Nahrung erhalten, ist es ratsam, dass Sie Ihre individuellen Mängel ausfindig machen und durch entsprechende Nahrungsergänzungen ausgleichen.

Folgend finden Sie Nachweise dafür, dass Sie mit bestimmten Heilsubstanzen, vor allem aber mit natürlichen Nahrungsergänzungen, sich quasi wie durch ein zweites Immunsystem schützen können.

Sind mRNA-Impfstoffe schlimmer als die Krankheit?

Die von der US-Regierung initiierte öffentlich-private Partnerschaft *Operation Warp Speed* brachte in den USA zwei mRNA-Impfstoffe auf den Markt, die von Pfizer und Moderna hergestellt wurden. Die Zwischenergebnisse versprachen eine hohe Wirksamkeit für beide Impfstoffe. Dies trug dazu bei, die Zulassung für den Notfall durch die FDA argumentativ zu untermauern. Die äußerst schnelle Verbreitung dieser Impfstoffe durch kontrollierte Studien und den Masseneinsatz bringen jedoch mehrere Sicherheitsbedenken auf.

Die geimpften Lipid-Nanopartikel des BioNTech-Impfstoffs enthalten kationische Peptide. Diese sind schon seit vielen Jahren als hochtoxisch und DNA-zerstörend bekannt! Die Zellbiologin Dr. Vanessa Schmidt-Krüger führt aus, dass kationische Peptide die Leberzellen schädigen und sie funktionsuntüchtig machen. Der geimpfte Mensch kann eigentlich nur überleben, wenn es ihm gelingt, die kationischen Lipide zu beseitigen, was bei Vorerkrankungen kaum möglich ist. Der Geimpfte muss seinen Körper in die Lage versetzen, Sauerstoffradikale abzufangen. Zu den besonders potenten Radikalfängern zählen Apigenin, Arginin, Astaxanthin, biologisches Acerola, Cranberry, Glutathion, Lupinenproteine, Melatonin, NAC, Methylenblau, Quercetin, Reis-/Erbsenproteine, Terpene und deren Mischungen. Glutathion soll übrigens das Andocken des Spike–Proteins an den ACE2-Rezeptor verhindern. Welche Funktionen die anderen Radikalfänger haben, finden Sie unter folgendem Link: http://www.borderlands.de/Links/Edinger821BewusstTV.pdf

Die US-Forscher Stephanie Seneff (Labor für Informatik und künstliche Intelligenz, MIT, Cambridge) und Greg Nigh (Naturheilkundliche Onkologie, Immersion Health, Portland, OR) überprüften einige mögliche unbeabsichtigte Folgen der mRNA-Impfstoffe gegen COVID-19. Sie untersuchten sowohl die Komponenten als auch die beabsichtigte biologische Reaktion dieser Impfstoffe. Ebenso die Reaktion der Produktion des Spike-Proteins selbst und die potenzielle Beziehung zu einer Vielzahl sowohl akuter als auch langfristiger induzierter Pathologien wie Blutkrankheiten, neurodegenerative Erkrankungen und Autoimmun-Krankheiten.

Unter diesen womöglich entfesselten Pathologien diskutierten die Autoren die Relevanz von Tierprotein-verwandten Aminosäuresequenzen innerhalb des Spike-Proteins. Sie präsentierten auch einen kurzen Überblick über Studien, die das Potenzial für das „Ausscheiden von Spike-Protein", die Übertragung des Proteins von einer geimpften auf eine ungeimpfte Person belegen. Dies führt zu Symptomen, die bei Letzteren hervorgerufen werden. Zuletzt sprachen sie einen gemeinsamen Diskussionspunkt an, nämlich ob diese Impfstoffe die DNA der geimpften Personen verändern könnten oder nicht. Obwohl es keine Studien gibt, die dies definitiv belegen, stellten sie ein plausibles Szenario vor, das durch zuvor etablierte Wege zur Umwandlung und zum Transport von genetischem Material gestützt wird, wonach injizierte mRNA letztendlich in Keimzell-DNA zur transgenerationalen Übertragung eingebaut werden könnte. Die Autoren empfehlen schlussendlich eine Überwachung, die dazu beitragen wird, die Langzeitwirkungen dieser experimentellen Medikamente zu klären und das wahre Nutzen-Risiko-Verhältnis dieser neuartigen Technologien besser einschätzen zu können.
https://ijvtpr.com/index.php/IJVTPR/article/view/23

Am 28.6.2021 entdeckte der Madrider Professor Dr. Pablo Campra in einer Beobachtungsstudie in der optischen und elektronischen Mikroskopie Graphenoxid in wässerlicher Suspension (ComirnatyTM) (RD1) in den mRNA-Impfstoffen von Pfizer und Moderna.

https://www.researchgate.net/publication/354059739

Guangbo Qu und seine zehn Beijinger Ecotoxicology-Forscher konnten in ihrer Studie zeigen, dass Graphenoxid (GO) den nekrotischen Zelltod von Makrophagen auslöste. Die GO-Exposition bewirkte auch einen starken Anstieg der intrazellulären reaktiven Sauerstoffspezies (ROS), die zur Ursache des Zelltods beitrugen. Zytoskelettschäden und oxidativer Stress führten bei einer GO-Behandlung zusätzlich zu einer verminderten Lebensfähigkeit und Funktion von großen Fresszellen.
Qu et al., ACS nano. 2013 Jul 23;7(7):5732-45

In vielen verschiedenen chinesischen, koreanischen u. a. Patentanmeldungen ist Graphen eindeutig als Bestandteil von Covid-Impfstoffen enthalten.
Graphen ist ein giftiges Material für den menschlichen Körper.

Dies erklären Dutzende wissenschaftliche Arbeiten und sollte daher nicht in Impfstoffen enthalten sein. So hoffe ich, dass man mich, Kimmich und Co. in Zukunft nicht mehr mit Impfangeboten belästigen wird. Aber die EU hat für Dez. 2021 – 23 ganze 1,8 Mrd. Impfdosen bestellt!

Nun doch vielversprechende Mittel gegen SARS-CoV-2 und Mutanten

Ende Juni 2021 veröffentlichte die Europäische Kommission zur Entwicklung und Verfügbarkeit von COVID-19-Therapeutika fünf Behandlungskandidaten, die vielleicht schon bald für die Behandlung von Patienten in der gesamten EU verfügbar sein werden.

Bei vier dieser Behandlungen handelt es sich um monoklonale Antikörper, die von der Europäischen Arzneimittel-Agentur kontinuierlich auf den Prüfstand gestellt wird. Das fünfte ist ein Immunsuppressivum mit Marktzulassung, das auf die Behandlung von Patienten mit COVID-19 ausgeweitet werden könnte.

Die Kommissarin für Gesundheit und Lebensmittelsicherheit, Stella Kyriakides, erklärt es zum Ziel, bis Ende des Jahres weitere zukunftsweisende Kandidaten in der Entwicklung zu identifizieren und mindestens drei neue Behandlungen zuzulassen.

„Die fünf Produkte befinden sich in einem fortgeschrittenen Entwicklungsstadium und haben ein hohes Potenzial, zu den drei neuen COVID-19-Therapeutika zu gehören, die bis Oktober 2021 die Zulassung erhalten, sofern die endgültigen Daten ihre Sicherheit, Qualität und Wirksamkeit belegen. Die Produkte sind:
Neue COVID-19-Indikation für bestehende Medikamente:

   •Baricitinib von Eli Lilly

Neu entwickelte monoklonale Antikörper:

   •Kombination aus Bamlanivimab und Etesevimab von Eli Lilly
   •Kombination aus Casirivimab und Imdevimab von Regeneron Pharmaceuticals, Inc. und F. Hoffman-La Roche, Ltd.
   •Regdanivimab von Celltrion
   •Sotrovimab von GlaxoSmithKline und Vir Biotechnology, Inc."

Die Kommission wollte bis Oktober ein Portfolio von zehn potenziellen COVID-19-Therapeutika erstellen, das auf der Arbeit einer Expertengruppe aufbaut. Bis Oktober sollten mindestens drei neue Therapeutika zugelassen worden sein und möglicherweise sollen zwei weitere bis Ende des Jahres zugelassen werden.

„Die Europäische Kommission hatte ihre Strategie für COVID-1-Therapeutika im Mai vorgelegt, um die Entwicklung und Verfügbarkeit dringend benötigter COVID-19-Therapeutika – auch zur Behandlung von „Long-COVID" – zu fördern.

Die Strategie ist Teil der Stärkung einer Europäischen Gesundheitsunion, die auf einem koordinierten EU-Ansatz basiert, um die Gesundheit unserer Bürgerinnen und Bürger besser zu schützen, mit dem Ziel, die EU und ihre Staaten zu stärken."
https://ec.europa.eu/germany/news/20210629-coronavirus-therapeutika_de

So glorreich wie dargestellt kommt mir diese EU-Strategie nicht vor. Zumal es, wie ich im Buch zeige, bereits zahlreiche Therapeutika gibt. Und bedenken Sie, dass es in Butan, Thailand und China nur 1 bis 3 Corona-Tote auf eine Million Einwohner gab, in Deutschland aber mehr als 800. Denn, während in Deutschland jeder Patient durchschnittlich 17 Mal im Jahr zum Arzt geht, suchen die Menschen in den vorgenannten Ländern nur Ärzte auf, wenn sie Symptome haben. Ich nicht mal dann, sondern faste und nehme H_2O_2, kolloidales Silber & Co. Vermutlich litt ich vor 4 Jahren bereits an einer Covid-19-Infektion. Ich hustete monatelang und hatte über ein Jahr keinen Geruchssinn. Aber bisher habe ich noch keinen Antikörpertest gebraucht. Und dass ich um Arztpraxen einen großen Bogen mache, ist meinen treuen Lesern ja bekannt.

Auch die US-Forscher Martin D. Hellwig und Anabela Maia machten in ihrer Studie darauf aufmerksam, dass Ivermectin, ein Medikament zur Behandlung von parasitären Würmern, weltweit viel Aufmerksamkeit als probates Mittel gegen Covid-19 erhält (2021).

Die Idee, das Präparat auch zur Behandlung von Corona-Viren zu verwenden, kam aus Lateinamerika, wo Ärzte es in einigen Ländern erfolgreich verwendeten. In jüngerer Zeit haben Studien nahegelegt, dass diese Behandlung effektiv sein könnte, aber es wären weitere Untersuchungen erforderlich. Ich würde meinen Lesern raten, selbst zu forschen, wenn sie den Verdacht auf ein akutes Atemwegssyndrom hätten. Denn:

Nur wenn Sie Viren rasch Paroli bieten,
haben Sie die beste Chance für einen milden Verlauf.

Carlos KH Wong, Eric YF Wan und ihre zwölf Hongkonger und chinesischen ForscherkollegInnen prüften verschiedene Möglichkeiten für die Therapie von COVID-19 in zwei chinesischen Fallkohorten, eine in Hong Kong SAR und eine im chinesischen Anhui. Sie führten zwischen dem 21. Januar und dem 6. Dezember 2020 eine Analyse von 4771 symptomatischen Patienten aus Hongkong und zwischen dem 1. Januar und dem 27. Februar 2020 von 648 symptomatischen Patienten aus Anhui durch. Dabei zensierten sie alle Beobachtungen zum 13. Dezember 2020 von der Zeit ab der Krankenhaus-Aufnahme bis zur Entlassung und alle therapeutischen Optionen. Sie untersuchten Lopinavir-Ritonavir, Ribavirin, Umifenovir, Interferon-Alpha-2b, Interferon-Beta-1b, Kortikosteroide, Antibiotika und chinesische Arzneimittel. Und außerdem vier Interferon-Beta-1b-Kombinationsbehandlungsgruppen.

Die Studien-Ergebnisse befürworten die frühzeitige Verabreichung
von Interferon-beta-1b allein oder in Kombination mit
oralem Ribavirin bei COVID-19-Patienten!

Wasserstoffperoxid: H2O2 die eierlegende Wollmilchsau der Medizin

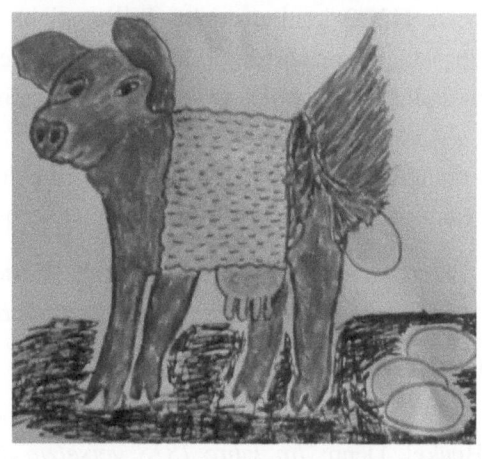

Wasserstoffperoxid wird als einfaches und vielseitiges medizinisches Mittel seit mehr als hundert Jahren gegen Pilze, Bakterien & Viren eingesetzt. Denn es zerstört die Lipid-Schicht der Viren und kann so die Mikroben inaktivieren. Wenn also durch die Zerstörung der Hülle die Viren unschädlich werden, ist es einleuchtend, dass es auch gegen das Corona-Virus helfen kann.

Bei der Suche nach COVID-19 bzw. SARS-CoV-Daten bin ich auf eine spannende Studie gestoßen, vor allem, da sie bereits vor fast einem halben Jahrhundert durchgeführt wurde. Damals haben Mentel und seine russischen Forscherkollegen das Corona-Virus nicht als etwas Besonderes behandelt. Allerdings bin ich auf der Suche nach diesem Forscher auf menschliche Abgründe gestoßen: auf mehrere Fensterstürze von Personen, die mit COVID-19 zu tun hatten. Aber im Land des „lupenreinen Demokraten" (Gerhard Schröder) wird ja mit dem menschlichen Leben weniger zimperlich umgegangen.

aerztezeitung.de/Nachrichten/Russischer-Corona-Forscher-nach-Fenstersturz-gestorben-415815

Die Wirkung von H2O2 auf Adenovirus Typ 3 und 6, Adeno-assoziiertes Virus Typ 4, Rhinoviren 1A, 1B und Typ 7, Myxoviren, Influenza A und B, Respiratory Syncytial Virus, Stamm Long und Coronavirus Stamm 229E wurde in vitro mit verschiedener H2O2-Konzentration und Expositionszeit untersucht.

H2O2 in einer Konzentration von 3 Prozent inaktivierte alle untersuchten Viren innerhalb von 1 bis 30 Minuten. Als am empfindlichsten erwiesen sich Corona-Viren und Influenza-Viren.

Retroviren, Adenoviren und adenoassoziierte Viren waren relativ stabil (1977).

H2O2 ist ein besonders einfaches Mittel zur Virus-Inaktivierung. Aber zuerst versuche ich es stets mit kolloidalem Silber, weil es geschmacksneutral ist und äußerlich angewendet, anders als H2O2 oder Jod, nicht brennt.

Da H2O2 konkurrenzlos billig, nicht patentierbar, in Apotheken und im Online-Handel rezeptfrei erhältlich ist und keinerlei Resistenzen kennt, wird die Pharmaindustrie *not amused* sein, dass ich es hier wieder mal aus der Versenkung hole. Das Heilmittel ist seit mehr als hundert Jahren anerkannt und unzählige Studien konnten seine Wirksamkeit gegen die unterschiedlichsten Krankheiten belegen. Auch gegen den gefürchteten Lungenkrebs.

In einem Reagenzglas-Test hemmte Wasserstoffperoxid das Wachstum von Calu-6- und A549-Lungenkrebszellen durch Zelltod und G1-Phasenstillstand.

(Park WH 2018)

Eigentlich hat das *Sauerstoffwasser* schon mehr als zweihundert Jahre auf dem Buckel. Denn: *Im Jahre 1818 versetzte der französische Chemiker Louis Jacques Thenard (1777–1857) ein Bariumsalz, das der berühmte Alexander von Humboldt (1769–1859) 1799 in Paris erstmalig hergestellt hatte, mit starken Säuren (wie Schwefelsäure) und erhielt eine verdünnte, in Wasser gelöste Substanz. Zum Erstaunen des Chemikers zerfiel sie leicht bei Zugabe von Metallspuren, Blut oder Basen, wobei sich Sauerstoff bildete und nur Wasser zurückblieb. So wurde die Substanz zunächst „Sauerstoffwasser" genannt* (Gartz 2014). Jochen Gartz benutzt das bewährte, aber in Vergessenheit geratene Hausmittel, das sogar antibiotikaresistente Keime tötet. Und zwar 8 bis 25 Tropfen 35%iges Wasserstoffperoxid in Lebensmittelqualität, gelöst in 240 ml Wasser oder Aloe Saft dreimal täglich.

Eigene Erfahrungen: Meinem Mann konnte ich vor Jahren mit H2O2 ein Geschwür im Nacken entfernen. Mit einem Wattestäbchen pinselte ich es 2-3-mal täglich ein, bis es nach einigen Wochen aufbrach und ein grüner, übel riechender Liquor austrat.

Einem Freund mit Zahnfleischproblemen empfahl ich, die Stellen mit einem in H2O2 getauchten Wattestäbchen zu behandeln. Der damals schon ein wenig tatterig wirkende Karl lebte förmlich auf. Denn er fand, dass sich Wasserstoffperoxid noch für viele andere seiner Wehwehchen eignete.

Ich selbst nehme es, wenn ich mich im Magen-Darm-Bereich unwohl fühle, einen Pickel oder verdächtigen Flecken entdecke oder eben zur Wundbehandlung. Aber auch, wenn in meinem Körper unerwünschte Mikroorganismen überhandnehmen.

Kolloidales Silber: Universal-Antibiotikum für Mensch und Tier

Seit vielen Jahren stelle ich dieses preiswerte und nebenwirkungsfreie Breitbrand-Antibiotikum mit 99,9%igen Silberstäben selbst her. Anfangs nur mit einer 9-Volt-Batterie und Kontaktkabeln. Jetzt, wie auf Seite 8 gezeigt. Mit dem Plastikdeckel passen die Stäbe in fast jedes Glas. Das geruch- und geschmacklose Silberwasser wird bereits seit rund hundert Jahren gegen Viren, Bakterien, Pilzen und Parasiten eingesetzt. Wenn Sie mit Silberbesteck essen, haben Sie auch gute Chancen, dass die Mikroben sich statt Ihrer einen anderen Wirt suchen.

Angeblich soll es gegen COVID-19 keine wirksamen antiviralen Maßnahmen geben. Silbernanopartikel (AgNP) haben aber antivirale Eigenschaften und sollen SARS-CoV-2 hemmen. Aufgrund des Bedarfs eines effektiven Mittels gegen SARS-CoV-2 haben Sundararaj S. Jeremiah und seine Kollegen die antivirale Wirkung von AgNPs untersucht. Sie testeten eine Vielzahl von Silbernanopartikel unterschiedlicher Größe und Konzentration und stellten fest, dass Partikel mit einem Durchmesser von etwa 10 nm bei Konzentrationen zwischen 1 und 10 ppm extrazelluläres SARS-CoV-2 wirksam hemmte! (Jeremiah et al. 2020)

Spirulina: Jungbrunnen und Kandidat gegen Corona & Co.

Tierzüchter kannten das *blaugrüne Wunder*, das nicht nur den menschlichen Körper und Geist regeneriert und balanciert, schon bevor ich es im deutschsprachigen und osteuropäischen Raum bekannt gemacht habe. Denn die an Vitalstoffen seinesgleichen suchende Mikroalge gilt seit Langem als Insider-Tipp für gesunde, leistungsstarke Pferde und farbenprächtige, muntere Fische und Vögel.

Wollen Sie gesund bleiben, ist die Stärkung Ihrer Immunität die einfachste und für Ihren Körper gesündeste Möglichkeit, einer Virusinfektion zu widerstehen. In diesem Zusammenhang scheint Spirulina, *die Überlebensnahrung für ein neues Zeitalter* (M. Meyer 2016) ein potenzielles Allheilmittel zu sein. Denn die Mikroalge konnte mehrfach klinisch die Immunität gegen Viruserkrankungen stärken. Sie enthält neben einer Fülle von Vitaminen und Mineralien C-Phycocyanin, ein pigmentbindendes Protein, das die Antioxidations-, Entzündungs- und Antitumorwirkung verstärkt. Anti-Grippe-Wirksamkeit-Studien zeigten, dass ein Spirulina-Extrakt die Bildung viraler Plaques bei einer Vielzahl von Influenzaviren, einschließlich Oseltamivir-resistenter Stämme, hemmte (Chen et al. 2016).

Die hohe Wandlungsfähigkeit von Viren hat die Entwicklung von Impfstoffen behindert. Auch sind resistente Stämme gegen bestehende antivirale Medikamente aufgetreten. Daher gewinnt die nebenwirkungsfreie Nahrungsergänzung immer mehr an Bedeutung. Extrakte von Spirulina haben mehrere therapeutische Wirkungen, nebst Cholesterin-Senkung, Immunmodulation, Antioxidans, Antikrebs und antivirale Wirkung.

Schon die Maya und Azteken des antiken Zentralamerikas schätzten die stärkende und regenerierende Wirkung der Alge und verwendeten sie täglich in ihrer Nahrung. Mit Körben schöpften sie den grünen Schlackenschaum aus dem seichten Tschadsee. Einige Forscher sind der Auffassung, dass die an Felsen und Böden Krusten bildenden Flechten das in der Bibel erwähnte Manna ist. Gott soll diese Symbiose aus Pilz und blaugrüner Alge den Israelis gegeben haben, als sie in der Wüste hungerten. Die Geschichte liefert zwei Dutzend konkretere Beispiele dieser Eiweiß- und Vitalstoffquelle, die in Suppen, Soßen oder als Brotaufstrich verwendet wurden.

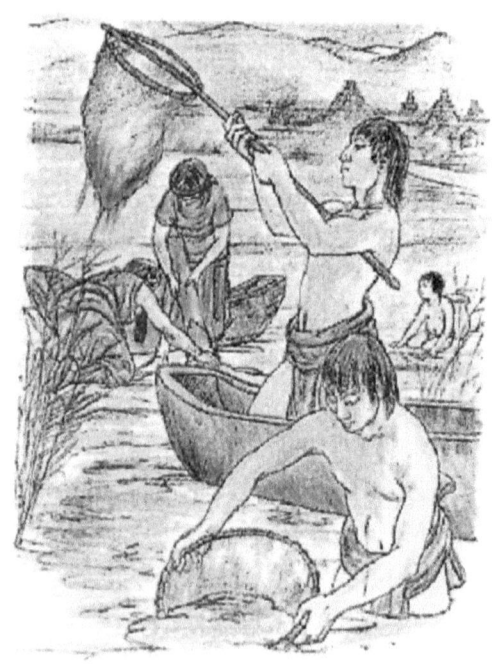

Aber erst 1940 berichtete der Phykologe Pierre-Augustin Dangeard und 1964 der Botaniker Jean Leonhard über die Gepflogenheiten des Kanembuvolkes: Sie schöpften den seltsamen blaugrünen Schaum von der Oberfläche des Tschadsees und ließen ihn zu Kuchen trocknen. 1967 wurde Hiroshi Nakamura auf die vom *French National Petroleum Center* geleiteten Spirulina-Projekte aufmerksam. Er war schon lange an Algen als Eiweißquelle für die hungernde Welt interessiert und von der Verwendungsvielfalt dieser besonders hochwertigen Art begeistert.

Über Spirulinas Fähigkeit, die Immunität gegen Viruserkrankungen zu stärken, wurde bereits mehrfach klinisch berichtet. Die vitalstoffreiche Mikroalge stärkt die adaptive, also die sich anpassende Immunität, wie auch die angeborene.

Auch können ihre Peptide, Phycobiliproteine, sulfatierte Polysaccharide und Calcium-Spirulan als antivirale Wirkstoffe dienen. Das Vorhandensein dieser Moleküle weist auf Spirulinas potenzielle Rolle bei der Abwehr von Infektionen und dem Fortschreiten der COVID-19-Krankheit hin (Ratha et al. 2021).

Giselle Pentón-Rol und ihre kubanischen und kalifornischen Kollegen, die sich mit Langlebigkeit, Gentechnik und biologischen Bewertungen befassen, geben einen Überblick über neuere Spirulina-Forschungen. In einer Studie bekamen Nagetiere C-Phycocyanin, einen Pigment-Protein-Komplex von Spirulina. Dabei zeigten sich Schutzwirkungen bei ischämischem Schlaganfall und Multipler Sklerose. Die Autoren schlagen deshalb vor, dass Spirulinas Wirkstoffe auch bei Alzheimer und der Parkinsonskrankheit sowie bei COVID-19 und seinen neurologischen Komplikationen schützend wirken (Pentón-Rol et al. 2021).

Wie schon gesagt scheint das Virus das Eisenatom im Hämoglobin hinauszuwerfen und durch sich selbst zu ersetzen. Und da das Eisenatom im Hämoglobin Sauerstoff ins Blut transportiert, kann das Hämoglobin keinen Sauerstoff mehr in den Körper transportieren, was zu einem akuten Atemnot-Syndrom und zu Organversagen führen kann. So sterben viele COVID-19-Patienten an einem Herzstillstand, weil ihrem Herzen Sauerstoff entzogen wurde.

Asaf Tzachor und seine israelischen und isländischen Forscher-KollegInnen stellten fest, dass ein Extrakt aus fotosynthetisch verstärkter Spirulina die Freisetzung eines Proteins des Immunsystems um 70 Prozent reduziert, das einen Zytokinsturm in der Lunge auslösen kann, der zu akuter Atemnot und Organschäden führt. Sie veröffentlichten ihre Studie in der Zeitschrift Marine Biotechnology. Ein Extrakt aus der Mikroalge, besser gesagt dem Cyanobakterium Spirulina oder Athrospira platensis kann also COVID-19-Patienten helfen, schwere Erkrankungen zu vermeiden. Er kann daher laut Tzachor verwendet werden, um Zytokinstürme zu verhindern, wenn er den Patienten kurz nach der Diagnose verabreicht wird. Die Forscher empfehlen zeitnahe Studien an Tiermodellen und Menschen, um den Wirkungsgrad einer natürlichen, auf Algen basierenden Behandlung von viralem Zytokinsturm und akutem Atemnot-Syndrom zu bestimmen und die Tauglichkeit einer neuartigen Anti-TNF-Alpha-Therapie zu untersuchen (Tzachor et al. 2021).

Ob Sie die Presslinge nehmen oder das 100 % reine Pulver liegt bei Ihnen. Ich verwende beides schon seit mehr als dreißig Jahren. Dies könnte der Grund dafür sein, dass ich noch kaum graue Haare und in dieser Zeit keine ernsthaften Erkrankungen erlitten habe. Und das, obwohl ich als Kind mit chemischen Arzneien so vollgestopft war, dass mir schon mit 13 der Altersstar gestochen wurde. Meine Begeisterung können Sie daran erkennen, dass ich schon sieben Bücher über die se-

gensreiche Mikroalge für Menschen allen Lebensalters und natürlich auch für Tiere geschrieben habe. Alle mit leckeren Rezepten und hoch spannenden Informationen.

Allerdings muss ich meine Empfehlungen aus den vorherigen Büchern in einer Sache revidieren. Ich kann Ihnen nicht mehr versichern, dass Hawaii-Spirulina die optimale Sorte für Sie ist. Vor kurzem hat mich nämlich ein Freund informiert, dass sein Lieferant nun eine Spirulina-Sorte von einer chinesischen Insel bezieht, da die Hawaii-Spirulina nicht mehr gut sei. Ich fragte am 14. Sept. 21 Stephanie Keily von der hawaiianischen Firma Cyanotech per E-Mail, ob dies der Wahrheit entspräche, doch habe ich bisher keine Nachricht erhalten. Daraufhin ging ich zu einem in unserer Gegend bekannten ganzheitlich orientierten Therapeuten und gab ihm jeweils zehn der beiden von mir verwendeten Spirulina-Sorten in einem Plastiksäckchen. Die mit der Meeresalge Lithothamnion calcareum gemischte Spirulina Plus kann ich laut Dr. Alain weiter nehmen, aber nur zwei Presslinge. Da ich aber aufgrund der gesundheitlichen Vorteile mehr Spirulina nehmen will, werde ich zur Premium derselben Sorte wechseln, da ich offenbar weniger Jod brauche und diese nur wenig von der kalziumhaltigen Korallenalge enthält. Alain sagte, dass ich die andere Sorte (Hawaii Spirulina) nicht mehr nehmen sollte. Sie sei mit Schwermetallen belastet.

Cannabis: potenzielle Hilfe im Kampf gegen Corona

Cannabidiol (CBD) hat in den letzten Jahren immer mehr Aufmerksamkeit gewonnen. Es wird wie der bekanntere psychoaktive „high" machende Wirkstoff THC aus der Cannabispflanze gewonnen. Mediziner verschreiben CBD gegen verschiedene Gesundheitsprobleme. Auch gegen Corona könnte es aufgrund seiner entzündungshemmenden und antioxidativen Wirkung helfen. Zumal präklinische Daten zeigen, dass CBD bei der Angstgedächtnisverarbeitung, der Verbesserung des Schlafs und Depressionen, die oft mit Angstzuständen einhergehen, Erleichterung verspricht. Daher könnte CBD zu einer aussichtsreichen neuen Behandlungsmöglichkeit bei COVID-abhängiger posttraumatischer Belastungsstörung werden. Diese sollten durch entsprechend konzipierte randomisierte kontrollierte Studien untersucht und getestet werden (Sullivan et al. 2021).

Um die Wirkung von CBD auf die SARS-CoV-2-Replikation zu testen, haben Long Chi Nguyen und ihre US-amerikanischen ForscherkollegInnen menschliche A549-Lungenkarzinomzellen zwei Stunden lang mit 0–10 µM CBD vor der Infektion mit SARS-CoV vorbehandelt. Nach 48 Stunden überwachten sie die Zellen in puncto Ausprägung des viralen Spike-Proteins. Zum Vergleich behandelten sie etwa gleich viele Zellen auch mit dem Mixed-Lineage-Kinase-Inhibitor URMC-099, der zuvor als antivirales Mittel gegen HIV diente sowie mit anderen Hemmern. Alle drei Hemmstoffe wehrten die Virusreplikation ab. CBD hemmte auch die SARS-CoV-2-Replikation in Nierenepithelzellen. Diese Ergebnisse zeigen:

CBD kann eine SARS-CoV-2-Infektion in frühen Stadien der Infektion blockieren und seine Verabreichung ist mit einem geringeren Risiko einer SARS-CoV-2-Infektion beim Menschen verbunden.

Auch war CBD fähig, die Nachbildung von Maus Hepatitis Virus (MHV) zu hemmen. Da bei den wirksamen Dosen keine Toxizität beobachtet wurde, besteht die Möglichkeit, dass CBD gegen neue pathogene Viren, die in der Zukunft auftreten, wirksam sein könnte. (Nguyen 2021).

Anwender berichten über Erfolge bei Kopfschmerzen, Depression und Verspannungen. Ich persönlich habe gute Erfahrungen mit CBD-Öl gegen Entzündungsschmerzen an den Handgelenken und bei Schlafstörungen gemacht.

Vitamin D beeinflusst das Sterberisiko bei COVID-19

Bislang glaubten wir, mit einem niedrigen Vitamin-D-Spiegel lediglich Osteoporose und Rachitis zu riskieren. Eine Studie der Universität Hohenheim konnte aber zeigen, dass durch bestimmte Grunderkrankungen, wie Diabetes, Herz-Kreislauf-Erkrankungen, starkes Übergewicht und Bluthochdruck das Risiko für einen schweren Verlauf steigt, wenn eine COVID-19-Infektion hinzukommt.

Alle diese Erkrankungen, aber auch Autoimmunerkrankungen, Depression, Demenz und chronische Schmerzen gehen meist einher mit einem niedrigen Vitamin-D-Spiegel. Das gilt auch für ältere Menschen, bei denen ein Vitamin-D-Mangel besonders oft anzutreffen ist und die zu den Risikogruppen zählen. Auf diesen Zusammenhang weist Prof. Dr. Hans-Konrad Biesalski von der Universität Hohenheim in Stuttgart hin. Der Ernährungsmediziner wertete 30 Studien aus und entdeckte ein Vitamin-D-Defizit als möglichen Hinweis für den Schweregrad und die Sterblichkeitsrate bei einer COVID-19-Erkrankung. Die Cochrane-Meta-Analyse aus über 56 randomisierten Studien mit insgesamt 95.286 Teilnehmern ergab: Eine gute Vitamin-D-Versorgung verringert die allgemeine Sterblichkeit bei älteren Menschen deutlich, egal ob sie selbstständig leben oder Heimbewohner sind.

https://clinicaltrials.gov/ct2/results?cond=vitamin+D+and+Covid-19

https://www.presseportal.de/pm/113214/4871249

Die Vitamin-D-Versorgung könnte auch beim Verlauf der Erkrankung eine Rolle spielen, denn das Sonnen-Vitamin reguliert das Immunsystem und Entzündungsprozesse im Körper. Wie hängen nun Vitamin D und das Corona-Virus zusammen? Vitamin D erfüllt als Hormon viele verschiedene Funktionen im Körper: Es sorgt bekanntlich für starke Knochen und trägt zur normalen Funktion der Muskulatur und des Immunsystems entscheidend bei. Auch stellt es die Produktion körpereigener Abwehrstoffe (T-Zellen) sicher und dämmt so Entzündungen ein. Diese Faktoren können insbesondere bei Infekten, z. B. schweren Covid-19-Verläufen entscheidend sein.

Biesalski empfiehlt daher, im Falle einer COVID-19-Erkrankung unbedingt den Vitamin-D-Spiegel im Auge zu behalten, vor allem bei Menschen, die über 65 Jahre alt sind und solchen, die sich selten im Freien aufhalten.

Die wichtigste Vitamin-D-Quelle ist die Bildung in der Haut durch das Sonnenlicht. Doch diese funktioniert im Alter nur noch eingeschränkt. Vitamin D reguliert neben dem Immunsystem auch das sogenannte Renin-Angiotensin-System (RAS), das vor allem für die Regulierung des Blutdrucks entscheidend ist. Bei einer Infektion sorgt Vitamin D dafür, dass diese beiden Systeme nicht außer Kontrolle geraten. „Da das Corona-Virus eine wichtige Schaltstelle dieser Regelkreise befällt, halten sich pro-entzündliche und anti-entzündliche Prozesse nicht mehr die Waage", führt Biesalski aus. Das System ist besonders dann nicht mehr beherrschbar, wenn gleichzeitig ein Vitamin-D-Mangel besteht. Dann nehmen nämlich die pro-entzündlichen Abläufe richtig Fahrt auf und führen zu folgenschweren Verände-rungen in den Lungenbläschen. Diese verursachen eine schwere Komplikation der COVID-19-Erkrankung: das Akute Atemnotsyndrom (ARDS).

Bei Verdacht auf eine COVID-19-Infektion sollte daher definitiv der Vitamin-D-Status geprüft und ein mögliches Defizit zügig behoben werden, empfiehlt der Me-diziner. Bei Menschen in Seniorenheimen sei der Vitamin-D-Spiegel oft verhee-rend niedrig. Auch in Zeiten des Home Office hielten sich viele Leute längere Zeit in geschlossenen Räumen auf, was ebenfalls zu einer schlechten Vitamin-D-Ver-sorgung beitrage.

Biesalski betont jedoch, dass Vitamin D kein Medikament sei, mit dem man CO-VID-19-Erkrankungen heilen könne. Man könne aber den Krankheitsverlauf ab-mildern, indem es dem Organismus ermögliche, die Balance zwischen den pro- und anti-entzündlichen Prozessen wiederherzustellen.

Über die Nahrung sei ein ausreichender Vitamin-D-Spiegel kaum zu erzielen, so Biesalski. Fetter Fisch und in der Sonne getrocknete Pilze enthalten zwar viel Vit-amin D. Das reiche aber nicht aus, da in Deutschland – im Gegensatz zu vielen an-deren Ländern Lebensmittel nicht angereichert seien (Biesalski 2015).

Raman Kumar und seine indischen ForscherkollegInnen befassten sich mit der denkbaren Rolle von Vitamin D bei der Beeinflussung der Immunantwort und der Immunopathologie im Zusammenhang mit COVID-19. Dieser Zweig der biomedi-zinischen Wissenschaft beschäftigt sich mit den Immunantworten nach einem Zyto-kinsturm bei schwer betroffenen Personen. Da die überwiegende Mehrheit der Per-sonen, die auf den Intensivstationen gestorben ist, einen schweren Vitamin-D-Man-gel hatte, sind die Forscher der Auffassung, dass dieser Bereich ernsthaft unter-sucht werden muss. Die meist älteren Personen mit einem schwächeren Immunsys-tem und damit verbundenen Begleiterkrankungen sind anfälliger für gestörte Im-munantworten. Denn die meisten von ihnen weisen zugleich einen schweren Vit-amin-D-Mangel auf. Folglich werden wichtige Organe des Körpers, einschließlich der Lunge und des Herz-Kreislauf-Systems, schwer geschädigt. Den Wissenschaftlern geht es in der Studie daher auch darum, die Rolle von Vitamin D bei der Verringerung des COVID-19-Risikos zu bewerten.

Vitamin D ist ein Schlüsselregulator des Renin-Angiotensin-Systems. Das schon oben erwähnte Hormonsystem reguliert neben dem Blutdruck auch den Flüssigkeits- und Elektrolythaushalt sowie den systemischen Gefäßwiderstand. Es wird von SARS-CoV-2 für den Eintritt in die Wirtszellen genutzt. Darüber hinaus verändert Vitamin D mehrere Mechanismen des Immunsystems, um u. a. das Virus und die Replikation von SARS-CoV-2 einzudämmen, die Konzentration entzündungsfördernder Zytokine zu hemmen und die Abwehrzellen zu aktivieren. Dieser Artikel zeugt von der Dringlichkeit der erforderlichen Nachweise durch randomisierte kontrollierte Studien und ökologische Studien auf der Basis großer Populationen, um die potenzielle Rolle von Vitamin D in COVID-19 zu bewerten (Kumar et al. 2021).

Indes rate ich Ihnen, selbst an sich zu forschen, Ihren Vitamin-D-Status prüfen zu lassen und gegebenenfalls Vitamin D einzunehmen.

Allerdings hatten der Brite Adrian R Martineau und seine zahlreichen internationalen Forscherkollegen bereits vor 4½ Jahren die Vitamin-D-Supplementierung zur Vorbeugung akuter Atemwegsinfektionen systematisch überprüft. Man hätte also mit Verlaub sehr wohl ein wenig mehr auf Covid-19-Verläufe vorbereitet sein können. Denn die Forscher bewerteten bei insgesamt 25 randomisierten kontrollierten Studien mit immerhin 11.321 Teilnehmern im Alter von 0 bis 95 Jahren den Gesamteffekt der Vitamin-D-Verabreichung auf das Risiko einer akuten Infektion der Atemwege. Und zwar mit dem folgenden Ergebnis:

Die Gabe von Vitamin D reduzierte das Risiko einer akuten Atemwegsinfektion bei allen Teilnehmern.

Die Wissenschaftler schlussfolgerten, dass die Nahrungsergänzung mit Vitamin D sicher war und insgesamt vor akuten Atemwegsinfektionen schützte. Patienten mit sehr hohem Vitamin-D-Mangel konnten am meisten von dem Vitamin-D-Zusatz profitieren (Martineau et al. 2017).

Sie versorgen Ihren Körper daher besser stets mit ausreichend Vitamin D, vor allem im Winter. Denn COVID-19, SARS-CoV-2 und andere Varianten halten sich in Organismen mit hohem Vitamin-D-Status äußerst ungern auf. Daher können wir folgern, dass Vitamin D vor Corona schützen kann.

Um einen Mangel auszuschließen, empfiehlt es sich daher, dass Sie zuerst Ihren Vitamin-D-Spiegel im Blut ermitteln lassen. Dies können Sie ohne Blutentnahme via Skalarwellen erreichen (Meyer 2020). Je nach dem Grad des Mangels können Sie den täglichen Aufenthalt in der Sonne erhöhen bzw. mit entsprechend hohen Dosen des Sonnenvitamins oder mit Vitamin D enthaltenen Lebensmitteln den Vitamin-D-Haushalt ausgleichen. Am meisten Vitamin D enthält der gute alte Lebertran. Auch alle fetten Fischsorten, wie Aal, Bückling, Hering, Lachs, Makrele, ebenfalls Avocados, Eier, Pilze, Schmelzkäse, Gouda und Emmentaler. Zu all dem fetten, vorwiegend Säure bildenden Essen bitte das basische Gemüse nicht vergessen!

Es gäbe noch so viele andere natürliche therapeutische Strategien für COVID-19, die, rechtzeitig angewandt, die SARS-CoV-2-Replikation unterdrücken.

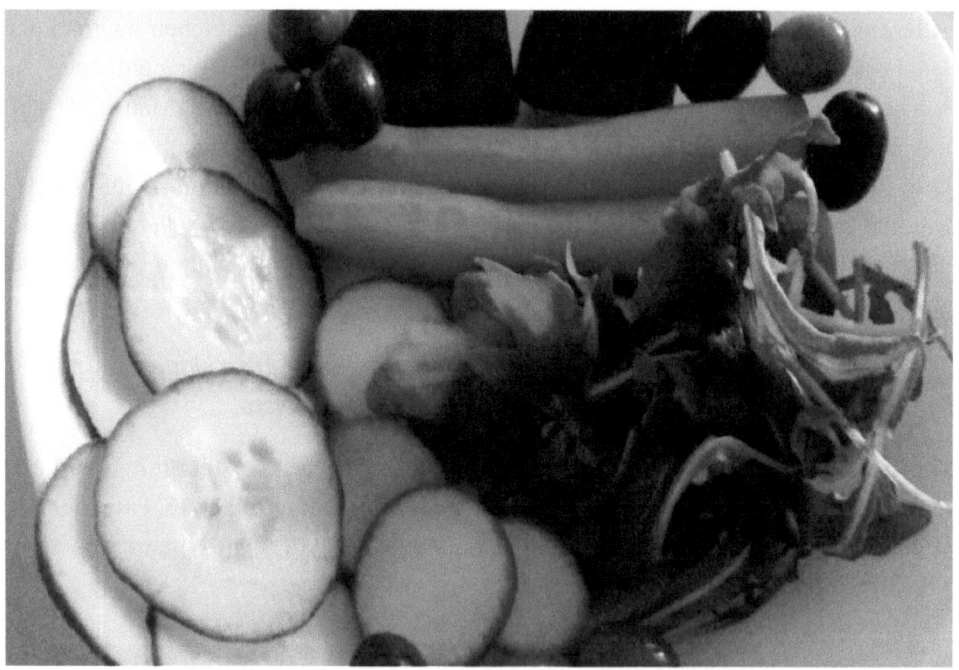

III. VERJÜNGUNGS- UND ANTI-CORONA-PFLANZEN VON A BIS Z

Wer will nicht bis ins hohe Alter gesund und schön sein? Zwar altern wir alle im Laufe unseres Lebens, aber das chronologische Alter entspricht nicht immer dem biologischen Alter unseres Körpers. Je nach Lebensweise, Umwelteinflüssen und genetischer Veranlagung verändern sich unsere Körperzellen und die Gewebe, besonders zu erkennen am Bindegewebe. Auch die Organe verändern sich mehr oder weniger schnell. Messbar sind diese altersbedingten Veränderungen an verschiedenen Biomolekülen, aber auch das Muster epigenetischer Anlagerungen verrät das biologische Alter.

Sie können sich aber in wenigen Wochen durch eine spezielle Ernährung, viel Schlaf und Bewegung genetisch verjüngen. Dies konnten die US-Amerikanerin Kara N. Fitzgerald und ihre elf ForscherkollegInnen in einer Pilot-Studie belegen. So verringerten Testpersonen ihr epigenetisches Alter in acht Wochen um gut drei Jahre. Sie führten die randomisierte kontrollierte klinische Studie an 43 gesunden erwachsenen Männern im Alter von 50–72 Jahren durch. Das achtwöchige Behandlungsprogramm umfasste Diät-, Schlaf-, Bewegungs- und Entspannungsempfehlungen, gemäßigtes Intervall-Fasten mit viel Gemüse, wenig tierische Eiweiße und Kohlenhydrate, Nüsse, Samen sowie ergänzende Probiotika (Milchsäurebakterien) und Phytonährstoffe. Die Kontrollgruppe erhielt kein Angebot. Die Diät- und Lebensstil-Behandlung war mit einer Abnahme des um 3,23 Jahre im Vergleich zu den Kontrollen ($p=0,018$) verbunden. Auch die durchschnittliche Abnahme der Triglyceride (-25 %, $p=0,009$) war beachtlich.

„Dies ist der erste Nachweis einer Umkehrung des epigenetischen Alterungsprozesses in einer randomisierten kontrollierten klinischen Studie", konstatieren Fitzgerald und ihr Team. Es sei extrem spannend, dass die Umstellung der Lebensweise und Ernährung schon nach so kurzer Zeit einen so profunden Einfluss auf die Methylierungsmuster der DNA habe. Denn angedeutet hat sich dieser Effekt schon in anderen Studien, beispielsweise nach einer Zeit der Mittelmeer-Diät. Allerdings waren die beobachteten Veränderungen dabei weniger deutlich.

https://www.scinexx.de/news/biowissen/drei-jahre-juenger-in-acht-wochen

In einer neueren Studie konnten Raphaëlle Chaix von der Sorbonne in Paris und ihre internationalen ForscherkollegInnen zeigen, dass langfristiges regelmäßiges Meditieren dazu beitragen kann, die epigenetische Uhr zu verlangsamen und eine nützliche Präventionsstrategie für altersbedingte chronische Krankheiten darstellen könnte (Chaix et al. 2017).

Impfungen und Chemotherapien werden gern als alternativlos präsentiert. Ist ja auch ein gutes Geschäft für die Krankheitsindustrie. Da sich durch jede Impfung die Infektion verstärkende Antikörper bilden können, habe ich persönlich mehr Angst vor Impfungen als vor den Krankheiten. Denn gegen letztere kann ich mich durch die noch mehr auf den nächsten Seiten aufgeführten das Immunsystem stärkenden Maßnahmen schützen.

Die Menge der durch internationale Studien gestützten Berichte über Alternativen ist ein unwiderlegbarer Beweis dafür, dass Lebensmittel und Kräuter eine potenzielle antivirale Fähigkeit gegen SARS-CoV-2 besitzen. Die COVID-19-Infektion wird primär entweder durch engen Kontakt mit einer infizierten Person über Atemtröpfchen oder durch Berühren einer kontaminierten Oberfläche übertragen.

Nachfolgend zeige ich Ihnen unter anderem gegen Krankheitskeime effektive, das Immunsystem stärkende und verjüngend wirkende Heilpflanzen von A bis Z, ohne dass sie negative Nebenwirkungen befürchten müssen.

Auch wenn ich mich wiederhole:

Es war Hippokrates, der Vater der modernen Medizin, der forderte, dass natürliche Nahrung unsere Heilmittel sein sollen.

Angesichts heutigen Wissensstandes wären das z. B. von A bis Z: Aprikosen, Avocado, Beeren, Chicorée, Dinkel, fette Fische, Granatapfel, Grünkohl, Karotten, Knoblauch, Leinsamen (-Öl), Mangold, Nüsse, Oliven (-Öl), Pilze, Papaya, Spirulina, Süßkartoffeln, weiße Bohnen, Zitronen, Zwiebeln und vor allem reines Wasser. Leckere und dabei gesunde und rasch zuzubereitende Rezepte finden Sie ab S. 88.

Es wäre so einfach, gesund zu werden oder zu bleiben. Doch die Anzahl jener Ärzte, die Ihnen statt chemischer Medikamente Vitalpilze, Cranberrys oder Mikro-

Algen empfehlen, ist überschaubar. Denn die Pharmaindustrie lockt Mediziner mit fetten Prämien und Karibik-Reisen, mit dem Ziel, ihre PatientInnen mit teuren Chemie-Bomben zu belasten.

Aloe Vera: Schönheitsmittel & Wirkstoff-Anwärter gegen COVID-19

Die segensreiche Sukkulente ist eine von mehr als 400 Arten der Gattung Aloe der Familie Xanthorrhoeaceae. Sie ist eine der am meisten erforschten und verwendeten Heilpflanzen weltweit. Ihre pharmakologischen Eigenschaften und Phytochemie sind gut dokumentiert (Mukherjee et al. 2014).

Schon die Schönheiten im alten Ägypten Kleopatra und Nofretete nutzten das anregende Aloe-Vera-Gel der *Wüstenlilie* zur Hautpflege (Simons 2015).

Die Aloe Vera enthält als Hauptwirkstoff das Polysaccharid Acemannan im Gel ihrer dicken grünen Blätter. Dieses Gel birgt eine Menge Aminosäuren, Zucker, Enzyme, Hormone, Vitamine, Mineralien und sekundäre Pflanzenstoffe. Es hat sich bei

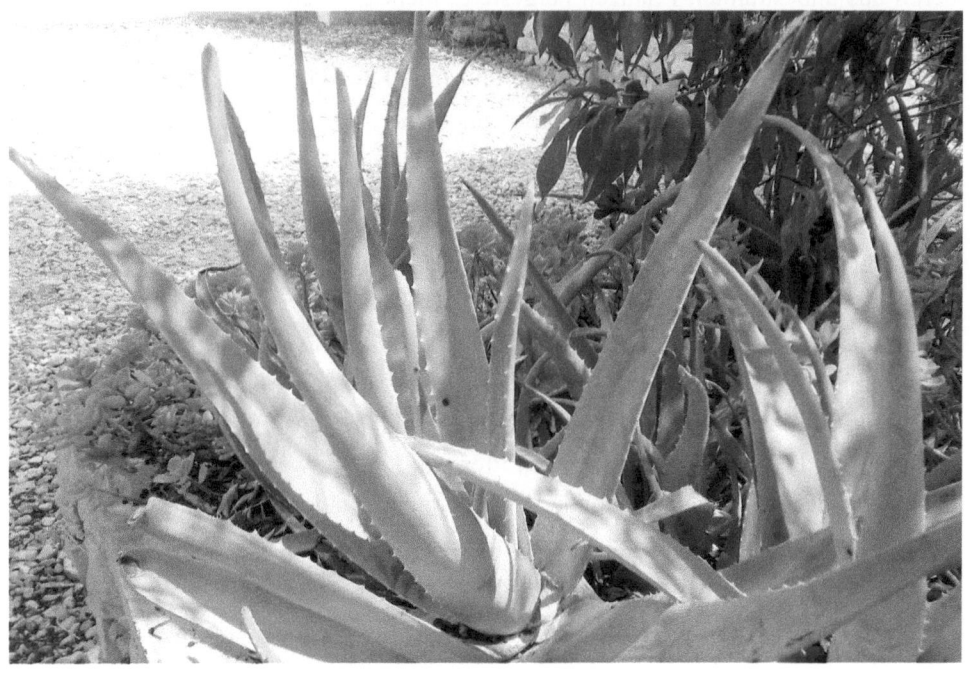

der Behandlung von Hautkrankheiten, Mundproblemen, Mikroben-Wachstum und Verdauungsbeschwerden bestens bewährt.

Der menschliche Körper stellt Acemannan selbst her, allerdings nur bis zur Pubertät. Er baut diese antivirale und antibakteriell wirkende langkettige Zuckerart in alle Zellmembrane ein. Damit unterstützt die Aloe Vera nachhaltig das Immunsystem. Acemannan, das ebenfalls in der Sibirischen Taigawurzel und im Ginseng zu finden ist, wirkt sich auch effektiv auf die Beweglichkeit unserer Gelenke aus, indem es diese mit genügend Gelenkschmiere versorgt.

Die Aloe Vera hat sich schon gegen das Influenza-Virus, Cytomegalo-Virus, Herpes-Simplex-Virus Typ 1 und 2, Polio-Virus, Varicella-Zoster-Virus, Human Papillomavirus, Katzenleukämie-Virus, das Immunschwäche-Virus (HIV) einschließlich des Corona-Virus SARS-CoV-1 bewährt (Bongo et al. 2020).

Beim Kauf von Aloe-vera-Saft achten Sie besser auf Bio-Qualität, da er dann generell aus unbestrahlten Pflanzen hergestellt, nicht gentechnisch verändert oder mit Dünger angereichert ist. Bio-Aloe-Vera-Saft-Hersteller verzichten auch auf Süßstoffe, Stabilisatoren, Farbstoffe, Konservierungsmittel und Geschmacksverstärker. https://10toptest.de/vergleich/beste-aloe-vera-safte

Ashwagandha: die Schlaf & Schwung bringende Pflanze

Der Titel des Kapitels klingt nach Widerspruch. Zum einen wird *Withania somnifera* (Ashawagandha) in Deutschland Schlafbeere oder Winterkirsche genannt. Zum anderen aber auch „Indischer Ginseng". Das Wort „somnifera" kommt aus dem Lateinischen und bedeutet so viel wie Schlaf bringend (somnus = Schlaf, ferre = bringen). Der Name Ashwagandha kommt aus dem Sanskrit. Es bedeutet Geruch des Pferdes, da die Wurzeln stark nach Pferd duften. Verwendung finden aber nicht die Beeren der Ashwagandha, sondern Wurzeln und Blätter. Und zwar, vor allem um Stress abzubauen, das Wohlbefinden zu steigern, jugendliche Vitalität zu fördern, Muskelkraft und Ausdauer und die allgemeine Gesundheit zu verbessern.

Die Ashawagandha wird für verschiedene Krankheitsprozesse, insbesondere als Nerven-Tonikum und zur Stärkung der Schilddrüse eingesetzt. In Anbetracht dieser

Tatsachen wurden zahlreiche wissenschaftliche Studien durchgeführt und die Anti-Stress-Aktivitäten gründlich untersucht. Narandra Singh und seine indischen ForscherkollegInnen fanden heraus, dass Withania somnifera im Tiermodell die Ausdauer während Schwimm-Ausdauer-Tests erhöhte und Veränderungen des Vitamin C- und Cortisol-Gehalts in der Nebenniere verhinderte, die durch Schwimmstress hervorgerufen wurden.

Die Vorbehandlung mit Ashawagandha zeigte einen deutlichen Schutz gegen durch Stress erzeugte Magengeschwüre. Es wirkt anti-tumoral auf Eierstockkrebs und gegen mit der Chemikalie Urethan hervorgerufene Lungenadenome. In einigen Fällen von Gebärmutter-Myomen und Hautkrebs bekam eine Langzeitbehandlung mit Ashawagandha den Zustand in den Griff.

Auch hat Withania somnifera eine die Wahrnehmung fördernde Wirkung und war nützlich bei Kindern mit Gedächtnisschwäche und bei älteren Menschen mit Gedächtnisverlust. Es wurde ebenfalls bei neurodegenerativen Erkrankungen wie Parkinson, Huntington und Alzheimer als nützlich befunden.

Ashawagandha ist ein entzündungshemmendes, antiarthritisches Mittel und wurde in klinischen Fällen von Rheuma und Osteoarthritis als nützlich befunden. Um seine klinische Wirksamkeit bei stressbedingten und neuronalen Störungen sowie bei Krebs zu beweisen, sind groß angelegte Studien erforderlich (Singh et al. 2011).

Der australische Forscher Adrian L. Lopresti und seine Kollegen konnten in einer 60-tägigen, randomisierten, doppelblinden, placebokontrollierten Studie die Stress abbauende und pharmakologische Wirkung eines Ashwagandha-Extraktes bei gestressten gesunden Erwachsenen überprüfen (Lopresti et al. 2019). In einer weiteren 16-wöchigen, randomisierten, doppelblinden, placebokontrollierten Crossover-Studie untersuchte Lopesti und seine Kollegen die Auswirkungen auf Müdigkeit, Vitalität und Steroidhormone an 57 übergewichtigen Männern im Alter von 40–70 Jahren mit leichter Müdigkeit. Sie erhielten 8 Wochen lang ein Ashwagandha-Extrakt (Shoden Beads mit 21 mg Withanolidglykoside pro Tag) oder ein Placebo. Im Laufe der Zeit berichteten die Probanden Verbesserungen von Müdigkeit, Vitalität und sexuellem und psychischem Wohlbefinden. Die Einnahme von Ashwagandha war mit einem um 18 % stärkeren Anstieg von DHEA-S und einem 14,7 % stärkeren Anstieg von Testosteron im Vergleich zu Placebo verbunden. Auch entwickelten sie mehr

Muskelmasse und wiesen erhöhte Kraftwerte auf. Darüber hinaus wurde ein gesteigerter Abbau von Körperfett verzeichnet (Lopresti et al. 2019).

Es wäre interessant, breitflächiger und geschlechtsunabhängig zu untersuchen. Bis dahin testen wir besser selbst, ob die Schlafbeere uns beim Einschlafen helfen und wieder neuen Schwung bringen kann. Auch Kinder könnten von dem Kraut profitieren, da es Angst und Stress abbaut und Ritalin entbehrlich machen kann. Aber selbst Erwachsene sollten 5 g (1 TL) täglich nicht überschreiten. Und wer an Autoimmunkrankheiten wie Lupus, Rheuma oder MS leidet, sollte vorsichtig sein. Denn, wie Tomaten und Auberginen zählt Ashwagandha zur Familie der Nachtschattengewächse. Und bei Autoimmunkrankheiten könnte es Entzündungswerte im Körper erhöhen. Weitere interessante Informationen über Ashwagandha finden Sie hier: https://www.zentrum-der-gesundheit.de/ernaehrung/nahrungsergaenzung/heilpflanzen/ashwagandha

Der Astragalus *membranaceus* aktiviert das Immunsystem

Die verjüngende und lebensverlängernde Wurzel wird in der Traditionellen Chinesischen Medizin (TCM) oft mit anderen energetisierenden und blutbildenden Natursubstanzen wie etwa der Goji-Beere (s. Seite 43 f.) verwendet. Der Astragalus-Wurzel werden viele gesundheitliche Vorteile zugesprochen: Sie stärkt das Immunsystem, beugt vorzeitiger Alterung vor, wirkt entzündungshemmend und hilft bei Müdigkeit, Allergie und Erkältung. Auch setzt die TCM die Wurzel gegen Herzprobleme, Diabetes und Leberleiden ein, sogar gegen chronische Hepatitis. Sie schützt Leber und Nieren, auch bremst sie den Proteinverlust über den Harn (Proteinurie) und mäßigt die fibrotische Nierenzerstörung, indem sie die Vermehrung der Bindegewebsfasern hemmt. Die Astragalus-Wurzel hilft sogar, Schäden bei Nierenentzündungen zu reduzieren. Zudem vermindert sie die Blutfette und den Blutdruck. Alles in allem unterstützt sie als vielfältiges Stärkungsmittel die Ausscheidungsorgane.

Während der Zeckensaison kann Astragalus täglich eingenommen Zecken abweisen. Denn:

**Die Wurzel verändert den Körpergeruch,
sodass er für Zecken unangenehm ist.**

Echinacea: die Barriere gegen Infektionen

Die purpurfarbene Kegelblume gehört zu den am sorgfältigsten untersuchten potenten Heilpflanzen. Eine beachtliche Anzahl von Forschungen demonstrieren Echinaceas immunstimulierende Eigenschaften. Bereits im Jahre 1885 engagierte sich Dr. H.C.F. Meyer für Echinacea als Blutreiniger. Aber erst in den 50er und 60er Jahren begannen deutsche Wissenschaftler, die Heilwirkung der Pflanze zu erforschen. Seither wird der Wirkstoff des roten Sonnenhutes gegen Erkältungen eingesetzt. Zahlreiche naturheilkundliche Ärzte empfehlen Echinacea-Präparate zur Unterstützung des Immunsystems.

Auch scheinen Laborversuche anzudeuten, dass E. purpurea und/oder E. angustifolia Sars-CoV-2-Infektion beim Menschen verhindern kann. Forscher am Labor Spiez in der Schweiz haben Folgendes in vielfältigen Zellkulturexperimenten entdeckt: „Wenn man Sars-CoV-2-Viren und andere pathogene Verwandte wie Mers- und Sars-1-Viren in einem Echinacea-Extrakt badet, können sie menschliche Zellen danach nicht mehr infizieren."

https://www.nzz.ch/panorama/echinacea-extrakt-kann-sars-cov-2-in-der-zellkultur-inaktivieren-ld.1576528?reduced=true

Die Kanadierin Monique Aucoin und ihre zahlreichen internationalen ForscherkollegInnen fanden ebenfalls heraus, dass eine Nahrungsergänzung mit Echinacea bei den Symptomen akuter Atemwegsinfektionen (ARI) und Erkältung helfen kann, insbesondere wenn sie beim ersten Anzeichen einer Infektion verabreicht wird (Aucoin et al. 2020). Auch empfiehlt es sich, Echinacea in den Wintermonaten einzunehmen, da es die Erkältungssymptome um mehr als die Hälfte reduziert und die Dauer um eineinhalb Tage verkürzt.

Goji-Beeren machen geistig fit, ruhig, glücklich und zufrieden

An dem im deutschen Sprachraum *Bocksdorn* (*Lycium barbarum*) genannten und fälschlicherweise als giftig bezeichneten 2–3 Meter hohen Strauch wachsen süß-säuerliche Früchte. Die Tibeter nennen sie „Glücksbeeren". Sie werden weltweit als Superfood gehandelt und in Zentralasien großflächig kultiviert. Allerdings können Sie die gesunden Früchtchen auch ganz einfach in Ihrem Garten anbauen.

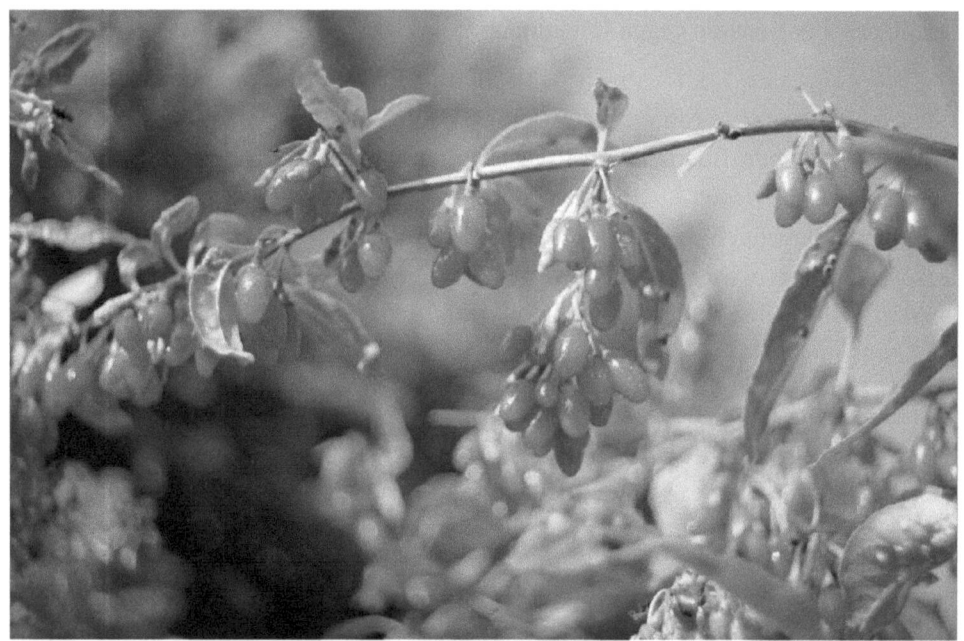

Die US-Forscher Harunobu Amagase und Dwight M. Nance konnten in einer ran-domisierten, doppelblinden, placebokontrollierten klinischen Studie mit 34 Teil-nehmern positive Wirkungen eines standardisierten Goji-Safts (Lycium barbarum) demonstrieren. Sie fanden in der Goji-Gruppe beachtenswerte Unterschiede zwi-schen Tag 1 und Tag 15 in Bezug auf erhöhte Bewertungen für Energieniveau, sportliche Leistung, Schlafqualität, Leichtigkeit des Erwachens, Fähigkeit, sich auf Aktivitäten zu konzentrieren, geistige Schärfe, Ruhe und Gefühle von Gesundheit, Zufriedenheit und Glück. Der Goji-Saft reduzierte auch beachtlich Müdigkeit und Stress und verbesserte die Regelmäßigkeit der Magen-Darm-Funktion (2008).

In einer 4-wöchigen Tierstudie an der *Washington State University* konnten Yifei Kang und ihre KollegInnen nach einer chemisch induzierten Colitis ulcerosa (chron. Dickdarmentzündung) verbesserte Magen-Darm-Funktionen durch die Gabe von 1 % Lycium barbarum in der Nahrung nachweisen. Auch wurde eine durch DSS-ausgelöste Entzündung des Dickdarms verursachte Sterblichkeitsrate von 30 % aufgrund der Goji-Beeren-Supplementierung vermieden (Kang et al. 2017).

Grapefruitkernextrakt (GKE) tötet oder deaktiviert SARS-CoV-2

Grapefruitkernextrakt gilt seit Langem als Geheimtipp gegen Bakterien, Pilze und Viren. Der Arzt und Immunbiologe Dr. Jacob Harich beobachtete bereits 1980, dass die Grapefruitkerne auf seinem Komposthaufen kaum verrotteten. Sie schienen gegen Schimmelpilze, Fäulnisbakterien, Viren und Parasiten resistent zu sein. So entdeckte Harich durch diese Güte des Schicksals die natürliche Heilkraft des Grapefruitkernextrakts. Dabei sind es die Bioflavonoide im Kern der Grapefruit, die vor den schädlichen Einflüssen schützen. Diese dem Obstkern eigenen sekundären Pflanzenstoffe, so schlussfolgerten Harich und andere Forscher, könnten ja auch für einen Schutzmechanismus beim Menschen sorgen. Immerhin berichten manche meiner Leser, dass einige Tropfen Grapefruitkernextrakt, verdünnt in einem Glas Wasser getrunken, Durchfall oder Grippe stoppen und Ekzeme oder Hautpilzinfektionen auskurieren.

Die Wirkung von GKE auf das Vogelgrippevirus (AIV), das Newcastle-Krankheitsvirus (NDV), das infektiöse Bursitis-Virus (IBDV), Salmonella Infantis (SI) und Escherichia coli (EC) konnten bereits in internationalen Studien belegt werden.

Forscher der *Utah State University* und der *Northwestern University* unter der Leitung von Mark Cannon fanden mithilfe der Elektronenmikroskopie sichtbare Beweise dafür, dass Xylit und Grapefruitkernextrakt dem Virus entgegenwirken. GKE tötet das Virus ab, während Xylit verhindert, dass es sich an die Zellwände anlagert. Die Forscher konnten zeigen, dass sich SARS-CoV-2-Viren außerhalb der Zelle und keineswegs angeheftet befinden, wodurch eine Infektion verhindert wird.

Die Forscher testeten die Reaktion von SARS-CoV-2-Virustitern und LRV auf eine einzige Konzentration von Xlear-Nasenspray. Nach einer Kontaktzeit von 25 Minuten reduzierte das Nasenspray das Virus beachtlich. Diese Studie ist die neueste von einer Reihe von Untersuchungen, die zu dem Schluss kommen, dass Xlear gegen SARS-CoV-2 wirkt.

Eigene Erfahrungen: Früher verwendete ich einige Tropfen GKE in einem Glas Wasser, wenn ich Verdorbenes oder Giftiges gegessen habe. Bauchschmerzen sind dann nach einmaliger Diarrhö gleich wieder weg gewesen. Heute verwende ich CS.

Ingwer: Die scharfe Knolle hemmt die Vermehrung von Viren

Der Ingwer (*Zingiber officinale*) ist ein unverwechselbares Gewürz und eine seit Jahrtausenden genutzte außergewöhnliche Heilpflanze, die Schmerzen und Entzündungen lindert. Er wird seit Tausenden von Jahren zur Behandlung zahlreicher Beschwerden wie Erkältungen, Übelkeit, Arthritis, Migräne und Bluthochdruck eingesetzt. Da arabische Händler im Mittelalter den Ingwer-Markt Jahrhunderte lang kontrollierten, kostete ein Pfund Ingwer so viel wie ein Schaf und galt als ausgesprochenes Luxusgut (Bode und Dong 2011). Seine Verwendung besonders des 6-Gingerols, das in frischem Ingwer enthalten ist, hält Yasmin Anum Mohd Yusof für ein sicheres Mittel zum Vorbeugen und Behandeln chronischer Krankheiten (2015). Dies beruht wohl größtenteils auf seiner antioxidativen Aktivität.

Omid Safa und seine iranischen KollegInnen erforschten die Wirkung von Ingwer im Vergleich zum üblichen Therapie-Programm auf den klinischen und paraklinischen Krankheitsverlauf. Diese Gesamtheit der mit Hilfsmitteln gewonnenen Untersuchungsergebnisse ist im Fall von COVID-19 die Erholungsrate der klinischen Symptome nebst Fieber, trockener Husten, Müdigkeit und gastrointestinaler

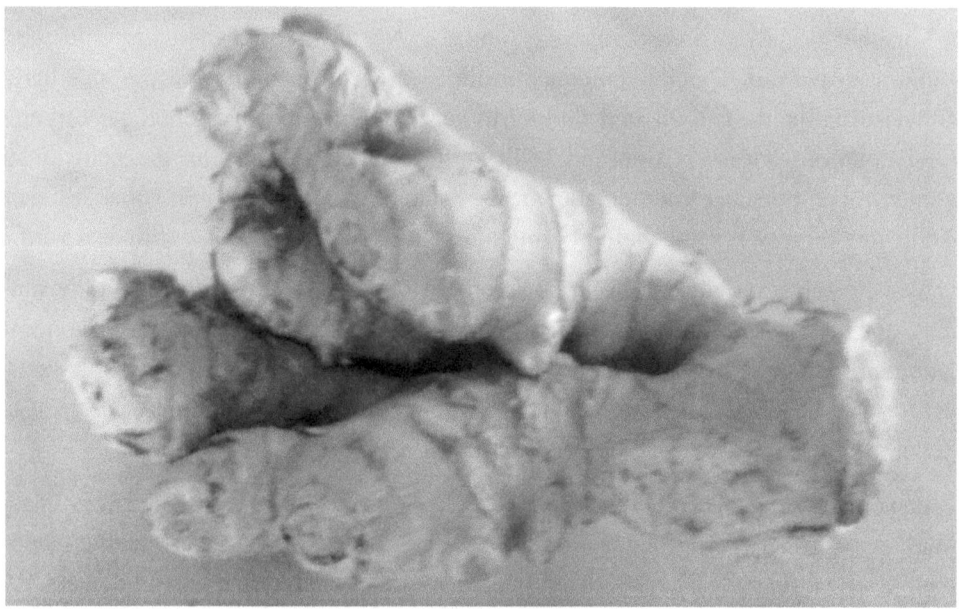

Symptome sowie paraklinischer Merkmale, inklusive Thrombozytopenie, Lympho-zytopenie und C-reaktivem Protein innerhalb von sieben Tagen nach der Zufallszu-teilung. Die 84 in zwei Gruppen untersuchten Patienten mit bestätigtem COVID-19 waren mäßig krank (Safa et al. 2020).

Da die Studie im Oktober 21 beendet sein soll, habe ich Kontakt aufgenommen und hoffe, noch vor Abgabe des Manuskripts eine Antwort zu erhalten. Sollte das nicht der Fall sein, werde ich die Ergebnisse später auf meiner Webseite drmarian-neemeyer @ gmail.com oder Sie können selbst nachschauen unter folgendem Link: https://trialsjournal.biomedcentral.com/articles/10.1186/s13063-020-04765-6

Die Anti-COVID-19-Wirkungen von Ingwer kamen Einwohnern des nigeriani-schen Bundesstaats Enugu während der Pandemie zu Gute. Der Einsatz von Ingwer allein oder in Kombination mit anderen Vitamin-C-angereicherten Pflanzen, wie Bitter-Kola, Knoblauch, Kurkuma und Limette könnte zur Therapie von COVID-19 oder zur Prophylaxe in Enugu-Nigeria und auf der ganzen Welt in Betracht gezogen werden, um sicherzustellen, dass das Coronavirus beseitigt wird (Obeta 2020).

Neben dem antimikrobiellen Effekt fördert Ingwer die Fett-Verdauung und stei-gert die Bildung von Magensaft, Speichel und Galle. Auch regt er Durchblutung und Kreislauf an. Seine Scharf-Stoffe wärmen, besonders im Winter in einem wohltuen-den und Erkältungen vorbeugenden Tee. Im Sommer ergeben ein paar frische Ing-wer-Scheiben in Wasser ein erfrischendes Getränk.

Die Traditionelle Chinesische Medizin (TCM) und das indische Ayurveda ver-wenden die Ingwer-Wurzel schon seit Jahrtausenden gegen Haarausfall. Sie regt den Blutfluss in der Kopfhaut an. Diese verbesserte Blutversorgung kann die Haarfolli-kel aktivieren und das Wachstum der Haare anregen.

Die feurige Wurzel enthält viel Kalium, daneben Vitamin C, Phosphor und Ribo-flavin. Besonders wirksam sind die für den Ingwer spezifischen sekundären Pflan-zenstoffe Gingerol und Zingiberol. Zusammen mit weiteren Wirkstoffen sorgen die-se Substanzen dafür, dass der Ingwer Haarausfall stoppen und neuen Haarwuchs an-regen kann.

Haaröl gegen Haarausfall

2 daumengroße Stücke geschälten und frisch geriebenen Ingwers
3 Esslöffel Sesam- oder Olivenöl
1 Teelöffel Zitronensaft und 1 Teelöffel löslichen Kaffee

Mischen Sie alle Zutaten und massieren Sie das Gemisch mit kreisenden Bewegungen in Ihre Kopfhaut ein. Nach 15 bis 30 Minuten Einwirkzeit alles gut abspülen.

Knoblauch bekämpft nachweislich Corona-Virus-Infektionen

Knoblauch (*Allium sativum*), das heute weltweit verbreitete Lauch-Gewächs, wird als Geschmacksstoff und antimikrobielles sowie Durchfall hemmendes Mittel verwendet. Sein charakteristischer Duft geht von den Substanzen Alliin und Allicin aus. Diese verhindern im Körper Reaktionen, die zu Entzündungen führen. Knoblauch-Verbindungen reduzieren sogar lebensgefährliche Entzündungen wie die Dengue-Virusinfektion und oxidativen Stress (Hall et al. 2017). Der Knoblauch-Extrakt hat auch eine hemmende Wirkung auf das Infektiöse Bronchitis-Virus (IBV) im Hühnerembryo. Die 8 Stunden nach der Virus-Exposition mit Knoblauch-Extrakt behandelten Gruppen wurden ausgewertet, um zu zeigen, in welcher Phase der Virusinfektion der Knoblauch-Extrakt effektiv war. Das Ergebnis zeigte, dass er eine Wirkung auf das Virus in der Replikationsphase haben könnte. (Mohajer Shojai et al. 2016). Im Übrigen ist der Infektiöse Bronchitis-Virus ein Corona-Virus! Und da angeblich die verfügbaren Impfstoffe gegen IBV neue Varianten nicht abdecken können, spricht nichts dagegen, Menschen Knoblauch zur Bekämpfung einer Corona-Virus-Infektion zu empfehlen, die mit einer erhöhten Entzündung einhergeht. Außerdem vermögen die aktiven Pflanzenstoffe des Knoblauchs Cholesterin zu senken, Blutgerinnsel und Arterienverkalkung vorzubeugen und die Blutgefäße zu entspannen, wodurch sie ihr Platzen reduzieren. Und dies schon bei 1–2 Knoblauchzehen pro Tag. Am besten ist, wenn sie diese reiben oder durch die Presse drücken und vor dem Verzehr 5 bis 10 Minuten ruhen lassen. Dabei verbinden sich die aktiven Komponenten, wodurch sich besonders kräftige Schwefelverbindungen entfalten können (Kreutzer und Larsen 2018). Allerdings kann es zu Beschwerden führen, wenn sie frischen Knoblauch auf leeren Magen verzehren.

Aber Knoblauch ist nicht nur der Gesundheit zuträglich. Er soll auch Ihr Aussehen erheblich verbessern und gegen Bauchfett wirken können. Besonders vorteilhaft ist der schwarze Knoblauch, der durch Fermentierung gewonnen wird. Er wird aus frischem Knoblauch (Allium sativum L.) gewonnen, der bei kontrolliert hoher Temperatur (60–90 °C) und kontrolliert hoher Luftfeuchtigkeit (80–90 %) über einen bestimmten Zeitraum fermentiert wurde. Im Vergleich zu frischem Knoblauch entfaltet schwarzer Knoblauch (SK) aufgrund des reduzierten Gehalts an Allicin kein stark anstößiges Aroma. Auch ist er besser verträglich. Allicin wurde im SK durch die Fermentierung in erheblich höhere antioxidative Verbindungen umgewandelt. Dazu zählen unter anderem bioaktive Alkaloide und Flavonoide. Schwarzer Knoblauch gilt als entzündungs- und krebshemmend sowie anti-allergisch. Bei Diabetes Typ 2 kann SK effektiver sein, als gewöhnlicher Knoblauch.

Jingbo Liu und seine US-amerikanischen ForscherkollegInnen untersuchten die klinischen Auswirkungen von schwarzem Knoblauch bei 120 Patienten mit kongestiver Herzinsuffizienz, verursacht durch koronare Herzkrankheit. Die Behandlung mit schwarzem Knoblauch verbesserte die Herzfunktion im Vergleich zur Placebo-Gruppe. Auch die zirkulierenden Antioxidantien-Spiegel waren in der SK-Gruppe höher als in der Placebo-Gruppe (Liu et al. 2018)

Kurkuma kann sich als COVID-19-Prophylaxe profilieren

Curcumin, eine bioaktive Verbindung in Kurkuma, übt mannigfaltige pharmakologische Wirkungen aus und wird oft in Lebensmitteln und traditionellen Arzneimitteln verwendet. Es eignet sich daher zur Vorbeugung von COVID-19. Zu dieser Ansicht gelangten Rajesh K. Thimmulappa und seine indischen ForscherkollegInnen. Denn Curcumin übt eine antivirale Aktivität gegen viele Arten von umhüllten Viren aus, einschließlich SARS-CoV-2. Und zwar durch mehrere Mechanismen: direkte Wechselwirkung mit viralen Membranproteinen, Unterbrechung der Virushülle, Hemmung viraler Proteasen, Auslösen antiviraler Reaktionen des Wirts. Auch schützt Curcumin vor tödlicher Lungenentzündung und akutem Lungenversagen. Es ist sowohl bei gesunden als auch bei kranken Menschen sicher und gut verträglich (Thimmulappa et al. 2021).

Die Autoren sind daher der Ansicht, dass diese gesammelten Beweise Curcumin als ein potenzielles prophylaktisches Therapeutikum für COVID-19 in der Klinik und im öffentlichen Gesundheitswesen auszeichnen könnten.

Neroliöl aktiviert die Zirbeldrüse, die den Alterungsprozess aufhält

Neroliöl wird aus der Blüte der Bitterorange bzw. Pomeranze gewonnen. Aufgrund seiner entspannenden und entkrampfenden, zugleich aber auch anregenden Wirkung wird das zart-blumig, frisch, süß und lieblich duftende Öl für die Aromatherapie verwendet. Da Neroliöl darüber hinaus die Zirbeldrüse ankurbelt, fördert es unsere körperliche und geistige Gesundheit und steigert unsere Intuition, das sogenannte Bauchgefühl.

Die Epiphyse heißt zu Deutsch Zirbeldrüse, da sie der Form der Zirbelkiefer-Zapfen gleicht. Sie reguliert die innere Uhr und den Schlaf und erhöht wie gesagt unser inneres Gespür. Schwächt sich die Zirbeldrüse in ihrer Funktion ab, setzt der physische und psychische Alterungsprozess ein. Dies geht einher mit Ein- und Durchschlafstörungen. Denn die Epiphyse wandelt das am Tage im Darm und in den Nervenzellen des Gehirns gebildete Serotonin in der Dunkelheit der Nacht in Melatonin um. Serotonin zählt zu den Glückshormonen, da es eine entspannende und stimmungsaufhellende Wirkung hat. Das zweite Hormon fördert das Einschlafen, reguliert das Schlafverhalten, regeneriert Zellschäden in der Nacht und schützt unsere Zellen als äußerst starkes Antioxidans. Melatonin hat Studien zufolge eine noch wesentlich stärkere antioxidative Wirkung als beispielsweise das zu Therapiezwecken häufig verwendete synthetische Antioxidans DMSO.

Durch unsere moderne Lebensweise schrumpft die Zirbeldrüse, die im Laufe der Evolution von ursprünglich ca. 3 Zentimetern auf wenige Millimeter verkümmert ist. Besonders zerstörerisch wirkt Fluorid. Aber auch Hormone, Quecksilber, Tabak, Alkohol, Koffein und Zucker können Verkalkungen der Zirbeldrüse verursachen. Deshalb sind regelmäßige entgiftende Maßnahmen enorm wichtig. Und zwar durch gutes Quellwasser, Chlorella, Spirulina, Flohsamenschalenpulver, Bentonit, Zeolith o. a. Tonmineralien. Auch die Leber gilt es, mit Bitterstoffen wie etwa Löwenzahn oder Wegerich zu entlasten. Und so wie Sie die Thymus-Funktion, T-Zellen zu bilden, durch Klopfen, wie die Affen es machen, aktivieren, können Sie auch die Zirbeldrüsen-Funktion anregen. Nämlich, wenn Sie singen. Durch die Schwingung beim Singen stimulieren Sie Ihre Epiphyse. Doch ganz besonders kurbeln Sie die Zirbeldrüse und somit Ihre Intuition mit dem ätherischen Neroliöl an. Atmen Sie es am besten während einer Meditation in der Sonne ein. So haben Sie die dreifache Wirkung: Duft, Entspannung und Sonnenenergie.

Neroliöl wirkt sich beruhigend auf das Nervensystem aus. Auch baut es Ängste ab. Und das ist besonders in *vervirten* Zeiten überlebenswichtig.

www.zentrum-der-gesundheit.de/bibliothek/koerper/koerperfunktionen/zirbeldruese

Oregano-Öl: bärenstarkes natürliches Antibiotikum

Aufgrund seines sehr hohen Carvacrol-Gehalts ist Oregano-Öl eines der potentesten ätherischen Öle. Durch seine antibakteriellen, antiviralen, fungiziden und anti-parasitären Eigenschaften hat Oregano-Öl einen stark desinfizierenden Effekt. Und anders als bei chemischen Antibiotika entstehen keine Resistenzen. Es hilft gegen Entzündungen der Atemwege und des Lymphsystems und löst den Schleim bei Atemwegserkrankungen wie Bronchitis und Keuchhusten. Darüber hinaus wirkt es durchblutungsfördernd und schmerzstillend. Aber Oregano-Öl wirkt nicht nur gegen Erkältung, Candida, bakterielle Überbesiedelung des Dünndarms (SIBO=s*mall intestinal bacterial overgrowth*), Pilzerkrankungen, Akne und Zahnfleischentzündungen. Es kann auch zur Behandlung oder Vorbeugung von Diabetes, Krebs und anderen Krankheiten eingesetzt werden.

Katerina Spyridopoulou und ihre griechischen ForscherkollegInnen analysierten die chemische Zusammensetzung des primär in Griechenland, der Türkei und auf Sizilien wachsenden ätherischen Öls *Origanum onites* (OOEO = Origanum onites essential oil), um seine möglichen Antikrebseffekte im Reagenzglas und im lebendigen Organismus zu untersuchen. Die Forscher wiesen das Anti-Krebs-Potenzial des oral verabreichten OOEO erstmals nach. Das Oregano-Öl stoppte das Wachstum von Dickdarmtumoren. Diese Dokumentation ist besonders erfreulich für Krebs-Patienten. Denn der Pflanzen-Extrakt hilft nicht nur Menschen, die an RNA-Viren leiden, sondern auch der noch weit größeren Anzahl von Krebs-Patienten.

Bei der Dosierung sind Sie bitte äußerst vorsichtig, denn das Öl ist sehr scharf. Verwenden Sie also nicht mehr als 2 bis 3 Tropfen in etwas Wasser oder Tee.

Polyporus: Antibiotika & Stimulanz für Herz, Nieren, Haut und Haar

Nicht nur mit vielen Poren ist dieser Vitalpilz gesegnet, auch mit viel Heilpotenzial. In China gilt er als ältestes, natürliches Antibiotikum. Dies scheint auch die Mumie aus dem Ötztaler Gletscher zu bestätigen. Ötzi hatte schon vor 5000 Jahren zwei verwandte Pilze aus der Familie der Porlinge in seinem Schamanen-Beutel bei sich.

Der Polyporus ist eines der wenigen Naturheilmittel, die den Lymphfluss anregt. Er unterstützt also unser Lymphsystem – die Müllabfuhr des Körpers – beim Entwässern. Dadurch entlastet er das Immunsystem und senkt den nierenbedingten Bluthochdruck, der nicht höher als 80 sein soll. Er wirkt aber nicht nur unschönen

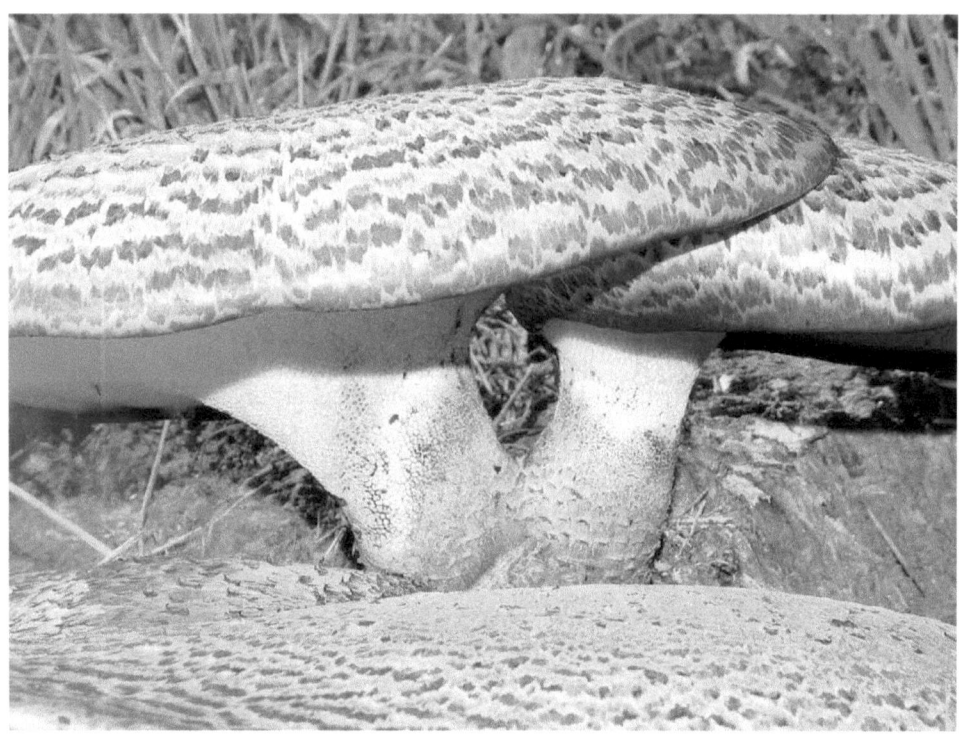

Schwellungen an Händen und Knöcheln entgegen, sondern verschönert auch das Hautbild und stimuliert den Haarwuchs.

Der Heilpilz wirkt gegen den multiresistenten Eitererreger Staphylococcus aureus (MRSA-Krankenhauskeim). Dies vermochten Ulrike Lindequist und ihre deutschen Forscherkollegen nachzuweisen. Sie fassten die vorteilhaften Aktivitäten verschiedener Pilze auf Darmmikrobiota (früher Darmflora genannt) über die Hemmung von außen wirkender Krankheitserreger und damit die Verbesserung der Gesundheit des Wirts zusammen (Lindequist et al. 2005). Siehe auch Grunewald et al. 2018.

Auch bei Blasen- oder Nierenbeckenentzündungen und Nierensteinen mit Schmerzen beim Wasserlassen sowie Blut im Harn hilft der Polyporus aufgrund seiner durchspülenden Wirkung. Weiterhin schützt der vielseitige Vitalpilz die Leber, stärkt den Magen, lockert das Muskelgewebe, stärkt den Atmungstrakt, erweitert die Bronchien bei chronischer Bronchitis und Asthma. Für die Lunge wird er meist zusammen mit dem Reishi und dem Cordyceps Vitalpilz eingesetzt.

https://www.naturundtherapie.at/images/LEBE_magazin/download-pdf/lebe_21-1/2021_01_artikel_polyporus.pdf

Der Polyporus umbellatus hemmt die Tumorzellen-Wucherungen und fördert den programmierten Zelltod von Tumorzellen. Dies konnten Xiao-Lang Tan und ihre chinesischen ForscherkollegInnen in Reagenzglas-Studien und am lebenden Organismus nachweisen. Sie schlussfolgerten, dass Polyporus umbellatus eine potenzielle Rolle bei der Kontrolle von menschlichem Brustkrebs spielen und in Zukunft eine therapeutische Strategie zur Unterdrückung von Brustkrebs darstellen könnte. (Tan et al. 2016)

Der Pilz für Haut und Gefäße ist auch behilflich bei:

- Krebs (Lunge, Leber, Prostata, Leukämie, Sarkome)
- Lebererkrankungen
- Wasserausscheidung ohne erhöhte Kalium-Ausscheidung
- Blutfettsenkung und Herzstärkung
- Immun-Stimulierung bei Infektionen
- Blutdruckregulierung

http://www.sonnenapo.at/themen/gesundheit/vitalpilze.html

Mit Quercetin rasch frei von COVID-19 und keine schweren Symptome

Aufgrund der antiviralen, gerinnungs- und entzündungshemmenden sowie antioxidativen Eigenschaften von Quercetin stellten Francesco Di Pierro und seine internationalen Forscher-KollegInnen folgende Hypothese auf: Die 21 Patienten mit mildem COVID-19, die mit Quercetin Phytosome® (QP), einer neuartigen bioverfügbaren Form von Quercetin, behandelt werden, können eine kürzere Zeit bis zur Virusbeseitigung, eine mildere Symptomatik und eine höhere Wahrscheinlichkeit eines gutartigen früheren Abklingens der Krankheit aufweisen. Die Ergebnisse zeigten auch, dass nach einer Woche Behandlung 16 Patienten der QP-Gruppe negativ auf SARS-CoV-2 getestet wurden und bei 12 Patienten alle Symptome abgeschwächt waren. Von den 21 Patienten, die kein QP erhielten, wurden 2 Patienten SARS-CoV-2 negativ getestet und 4 Patienten hatten ihre Symptome teilweise verbessert.

Daher halte ich nicht nur bei einem positiven Corona-Test den Verzehr des natürlich vor allem in Kapern, roten Zwiebeln und Trauben bzw. Rotwein und grünem Tee vorkommenden Flavonoids Quercetin für vernünftig. Ich würde bei einem positiven Test 6 Wochen lang dreimal täglich eine 500 mg-Kapsel Quercetin einnehmen und oben genannte Lebensmittel in meine Kost integrieren. Folgender Link zeigt, was Sie über Anwendung & Kontraindikation wissen sollten.

https://orthopaedie-innsbruck.at/quercetin-6685#Interactions

Shiitake-Pilz: Nerven und Darm beruhigende Vitamin-D-Quelle

Aufgrund seiner beeindruckenden Heilwirkungen verfügt der *König der Heilpilze* über den höchsten Wirkungsgrad aller Vitalpilze. In China und Japan gehört der Shiitake-Pilz (Lentinula edodes oder Lentinus edodes) schon seit Jahrtausenden zur soliden Ausstattung der Hausapotheke. Ihm wird zugesichert, dass er für festes Bindegewebe sorgt und als Immunstabilisator wirkt. Auch hemmt er Tumore. Die Traditionelle Chinesische Medizin wendet den würzig schmeckenden Heilpilz vorwiegend bei Arteriosklerose, Diabetes, Masern, Hepatitis und Anti-Aging an. Auch findet er bei Bluthochdruck, Gelenkentzündungen oder rheumatischen Beschwerden Einsatz.

In Japan ist der Shiitake-Pilz aufgrund seiner tumorhemmenden Wirkung sogar als Medikament gegen Magenkrebs zugelassen.

Der Inhaltsstoff Lentinan hilft dem Körper dabei, die Krebszellen schneller zu orten und zu zerstören. Der Presssaft aus dem Shiitake soll das unkontrollierte Wachstum von Tumor-Zelllinien hemmen. Die Japaner empfehlen ihn auch noch bei Gicht, Magengeschwüren, Neuralgien und Verstopfung.

https://www.zentrum-der-gesundheit.de/ernaehrung/lebensmittel/pilze-uebersicht/shiitake-pilze

Emma J. Murphy und ihre irischen ForscherkollegInnen konnten die das Immunsystem verändernden und Lungenzellen schützenden Wirkungen unterschiedlicher Shiitake-Extrakte nachweisen, die auch für mögliche COVID-19-Therapeutika gegen Zytokinsturm von positiver Bedeutung sein können (Murphy et al. 2020).

Da in Mittel- und Nordeuropa viele Menschen an einer Unterversorgung mit Vitamin D leiden, kann der Shiitake-Pilz als erstaunliche Vitamin-D-Quelle zum Einsatz kommen. Bei regelmäßigem Genuss von im Freiland gezüchteten Pilzen, auch von fetten Fischen und dem weniger genüsslichen Lebertran können chronisch Kranke profitieren, da ein Mangel an Vitamin D oft Krankheitsauslöser ist. Finnische Forscher konnten in einer Studie feststellen, dass viele Pilze, darunter auch der Shiitake, einen enormen Ergosterin-Gehalt aufweisen und daher gewichtige Vitamin-D-Lieferanten sein können. Denn Ergosterin ist die Vorstufe (Provitamin) von Vitamin D2 (Ergocalciferol), in das es fotochemisch durch UV-Strahlung (zum Beispiel Sonnenlicht) umgewandelt werden kann.

https://de.wikipedia.org/wiki/Ergosterin

Offiziell wird der Tagesbedarf von Vitamin D mit 600 bis 800 IE angegeben, inoffiziell mit 4.000 bis 8.000 IE. Studien haben nun gezeigt, dass 100 Gramm Shiitake-Pilze, die anfänglich nur 100 IE (2,5 µg) Vitamin D enthielten, ganze 46.000 IE aufwiesen, nachdem die Forscher sie zwei Tage für jeweils sechs Stunden in der Sonne getrocknet hatten. Das bedeutet:

2 bis 10 Gramm der Sonne ausgesetzte Shiitake-Pilze würden ausreichen, um den täglichen Bedarf an Vitamin D zu decken.

Da Sie beim Kauf nicht wissen, wie die Pilze gezüchtet wurden, können Sie die Pilze noch nachträglich in der Sonne trocknen, um sie in eine bessere Vitamin-D-Quelle zu verwandeln. Und damit können Sie dann Ihr Immunsystem stärken und Allergien, Candida, Grippe, Erkältungen, Krebs und anderen Immunmangelkrankheiten vorbeugen. Es spricht also einiges dafür, dass die Heilwirkung des Shiitake ganz besonders auf einer Stimulierung des Immunsystems beruht. So können dann Bakterien, Viren, Pilze und Parasiten speziell durch seine Polysaccharide von körpereigenen Abwehrmechanismen niedergehalten werden. Dazu zählt das Beta-Glucan Lentinan, das nach Aussage amerikanischer und asiatischer Wissenschaftler zu den wirksamsten Aktivatoren des Immunsystems gehört.

zentrum-der-gesundheit.de/ernaehrung/lebensmittel/pilze-uebersicht/shiitake-pilze

M. Gordon und ihre US-Forscher-KollegInnen führten zwei placebokontrollierte Studien mit insgesamt 98 Patienten am San Francisco General Hospital durch. Die Teilnehmer hatten einen HIV-positiven Test, einen CD4-Spiegel von 200 bis 500 Zellen. Sie waren im Alter zwischen 18 und 60 Jahre und ohne aktuelle opportunistische Infektionen. In einer Studie bekamen zehn Patienten jeweils 2, 5 oder 10 mg Lentinan bzw. Placebo intravenös einmal pro Woche für acht Wochen gespritzt. In der zweiten Studie mit zwei Gruppen erhielten jeweils 20 Patienten 1 oder 5 mg Lentinan intravenös zwölf Wochen lang zweimal pro Woche und zehn Patienten Placebo. Die Patienten in der Studie hatten einen Trend zu ansteigenden T-Helferzellen (CD4-Lymphozyten) und bei einigen zeigte sich eine Neutrophilen-Aktivität (Gordon et al. 1998). Neutrophile sind die häufigsten weißen Blutkörperchen, auch als *Polizei im Körper* bezeichnet. Diese Studie bestätigte auch bei europiden Probanden die gute Verträglichkeit von Lentinan, die bei japanischen Krebspatienten beobachtet wurde.

Es würde sich sicherlich lohnen, eine größere Langzeitstudie mit Shiitake-Pilzen durchzuführen. Solange dafür kein wissenschaftliches Interesse besteht, rate ich Ihnen, selbst tätig zu werden und den schmackhaften Pilz öfters in Ihrer Küche zu verwenden. Denn unsere eigenen Erfahrungen sind ja das, was wahres Wissen schafft. Meine köstlichen Kreationen finden sie im Rezept-Teil.

Sie können übrigens die Bio-Shiitake-Kultur für den Keller, das Gewächshaus oder den Garten im Versandhandel erwerben und den Heilpilz selbst züchten. Da das Pilzwachstum beim Shiitake auch durch Erschütterung aktiviert wird, kommt die Kultur meist schon mit Pilzen bei Ihnen an. Wenn Sie diese vor dem Verzehr zwei Tage lang in der Sonne trocknen lassen, erhöht sich wie gesagt der schon beachtliche Vitamin-D-Gehalt. Deshalb ist es sinnvoll, dass Sie die mit Abdeckfolie und Mycil beimpftem Substrat gelieferte Shiitake-Kultur direkt nach Erhalt aktivieren. Sie benötigen dann nur noch einen 40 cm im Durchschnitt messenden Untersetzer oder flachen Stein. Der Anbau ist ganzjährig im Haus oder Gewächshaus möglich. Da die Kultur zur Pilzbildung Licht und Temperaturen zwischen +14 °C und +22 °C benötigt, können Sie ihn bei höheren Temperaturen auf dem Balkon, der Terrasse oder im Garten vornehmen. Im Freien stellen Sie die Shiitake-Kultur an einen schattigen, feuchten und möglichst windgeschützten Platz, am besten unter einem Laubbaum oder -busch.

Der Pilz für die innere Säuberung ist behilflich bei:

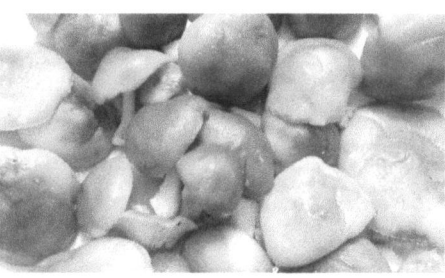

- der Senkung des Cholesterinspiegels
- schlechter Abwehrlage und Infektionen sowie zur Vorbeugung
- Bluthochdruck, Arteriosklerose und zur Herzinfarkt-Prophylaxe
- Tumorerkrankungen der Verdauungsorgane, der Lunge und des Blutes
- Diabetes, Allergien, Durchblutungsstörungen u. v. m.
- Entgiftungskuren, er wirkt antibakteriell und antioxidativ
- Krebstherapien

Thapsia garganica: Die *Karotte des Todes* killt Krebs und COVID-19

Eine weiteres natürliches Mittel, das SARS-CoV-2, Influenza-A-Virus und andere Atemwegsviren hemmt, ist der sekundäre Pflanzenstoff Thapsigargin, gewonnen aus der Pflanze Thapsia garganica. Es kann vorbeugend eingesetzt werden, um eine Infektion noch zu verhindern oder als Therapeutikum bei der Erkrankung.

Thapsigargin kommt in den Wurzeln und Früchten von Thapsia L-Arten vor. Die Bauern aus dem westlichen Mittelmeerraum und auch aus Zentral- und Südportugal fürchten aufgrund des Giftes der Pflanze um ihr Vieh. Doch die Volksmedizin verwendet es zur Behandlung rheumatischer Leiden, Lungenerkrankungen und weiblicher Unfruchtbarkeit. Auch hier gilt die Aussage von Paracelsus: „Alle Dinge sind Gift, und nichts ist ohne Gift; allein die Dosis macht, dass ein Ding kein Gift ist.

Vor rund dreißig Jahren konnten Agata Jaskulska und ihre polnischen Forscherkolleginnen folgendes feststellen: Aufgrund der biologischen Aktivität und der molekularen Mechanismen der Thapsigargin-Wirkung und vermöge des Entwicklungsprozesses bei der Synthese weniger toxischer Thapsigargin-Derivate kann sich die *Karotte des Todes* als neuartiges Krebsmedikament eignen (Jaskulska et al. 1990).

Thapsigargin, das tumorfördernde Sesquiterpenlacton, das zum Schutz vor Fressfeinden dient, kann also Menschen vor dem Tod retten. *Die Dosis macht das Gift.*

Sarah Al-Betai und Ihre überwiegend britischen ForscherkollegInnen konnten an einer Reihe von COVID-19-Patienten mit milder bis mittlerer Gefährdung zeigen, dass die intranasale Kombinationstherapie zu einer raschen klinischen Verbesserung bei wiederholten intranasalen Abstrich-Tests mittels PCR führte. Diese Entdeckung könne gemäß der Autoren erhebliche Auswirkungen auf die Behandlung bei künftigen Epidemien und Pandemien haben. Thapsigargin kann vorbeugend eingesetzt werden, um eine Infektion noch zu verhindern, aber auch als Therapeutikum bei der Erkrankung. Es kann beispielsweise beim einmaligen Einsatz für bis zu 48 Stunden verhindern, dass sich das Virus weiter ausbreitet.

Da das anti-virale Mittel in einem sauren Milieu wie dem Magen stabil ist, kann es oral eingenommen werden. Es erübrigen sich Injektionen oder Krankenhausaufenthalte. Auch berichten die Forscher, dass es unempfindlich auf Virusresistenz reagiert.

Und:

Thapsigargin ist „mindestens um das Hundertfache wirksamer
als aktuelle antivirale Optionen".

https://www.nottingham.ac.uk/news/thapsigargin-COVID-19

Am 22.9.21 veröffentlichten Arbeitsgruppen der pharmakologischen und virologischen Institute der JLU Gießen Ihre Arbeit. Dabei wurde festgestellt, dass die antiviralen Wirkungen von Thapsigargin schon bei sehr niedrigen Konzentrationen auftreten. „Unter Thapsigargin fallen die viralen Titer um 100- bis 1000-fach ab. Bereits eine einmalige Dosis reicht aus, um für bis zu drei Tagen die Virusreplikation vollständig zu unterbinden." Und:

Thapsigargin ist bei SARS-CoV-2 zehnfach besser wirksam als Remdesivir.

https://www.giessener-anzeiger.de/lokales/stadt-giessen/nachrichten-giessen/thapsigargin-hemmt-vermehrung-von-coronaviren_24519717

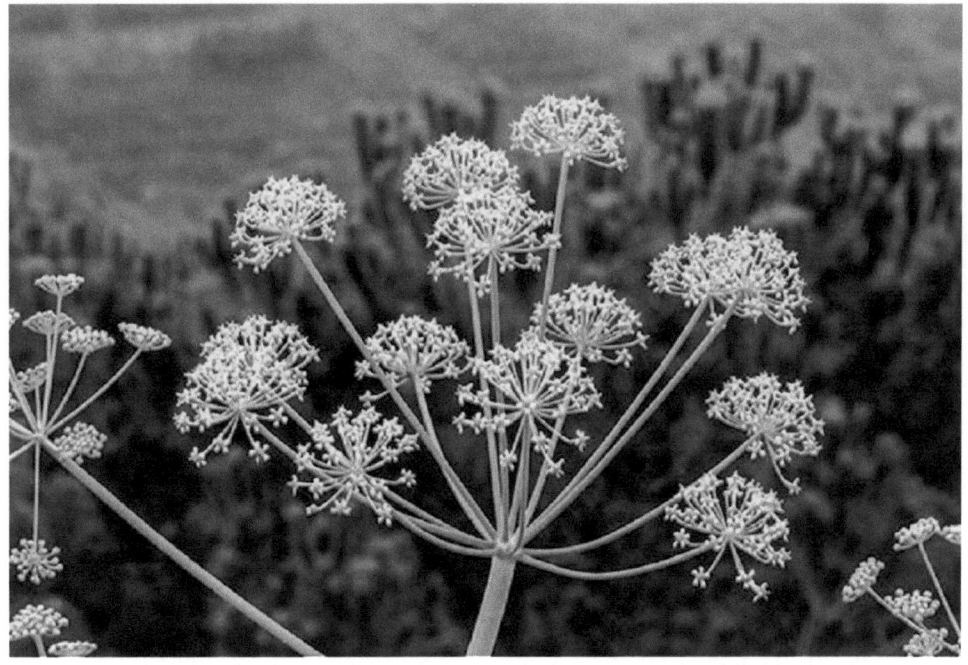

59

IV. MODERNE SEUCHE: ÜBERSÄUERUNG DES KÖRPERS

Bei einer Übersäuerung, die medizinisch Azidose genannt wird, sind im menschlichen Körper zu viele Säuren oder zu wenige Basen vorhanden. Eine Azidose können Sie im Urin oder Blut und noch einfacher durch eine Skalarwellen-Analyse feststellen lassen. Letzteres Verfahren, die Parameter von Körpersäften, Knochen, Gewebe etc. zu erfassen, finden Sie mit bestätigenden Erfahrungsberichten in meinem Buch „Gesund ohne Medikamente" ausführlich beschrieben.

Wie entsteht und äußert sich eine Azidose?

Sinkt der pH-Wert im Blut unter den Normalwert von 7,35 bis 7,45, sprechen wir von einer Azidose. Eine Ernährung, bei der viele tierische Nahrungsmittel verzehrt werden, ist oft die Ursache. Aber auch bestimmte Medikamente und Krankheiten können die Übersäuerung auslösen.

Der biochemische Ablauf der Nahrungsaufnahme sieht vor, dass wir die Nährstoffelemente aus den Lebensmitteln einverleiben, um uns am Leben zu erhalten. Damit wir diese Elemente nutzen können, müssen sie in unserem Körper verbrannt werden. Diese chemische Reaktion beziehungsweise Oxidation erzeugt jedoch Nebenprodukte wie Kohlendioxid und Wasserstoffionen sowie eine Reihe verschiedener Säuren, die der Körper nicht mehr weiter verarbeiten kann. Er scheidet diese zum Teil schädlichen Produkte über Leber, Darm, Haut und Nieren aus. Während das Kohlendioxid mit dem Atem direkt aus der Lunge gebracht wird, verbinden sich die Wasserstoffionen mit dem Sauerstoff und werden letztendlich mit dem Urin ausgeschieden.

Verbleiben diese Wasserstoffionen – der *Schmutz im Blut* – in größeren Mengen im Blut, entsteht eine Azidose. Je mehr Wasserstoffionen im Blut bleiben, desto mehr Sauerstoff wird zu ihrer Bindung benötigt. Dadurch wird dem Körper Sauerstoff entzogen. Anzeichen dafür sind blaue Lippen. Ist das Blutplasma übersäuert, ermüdet der Körper bei der kleinsten Anstrengung und der Elan lässt nach. Es kann selbst Teilnahmslosigkeit eintreten. Auch kommt es zu Kopfschmerzen oder zu einer Anfälligkeit gegenüber Entzündungen. Verschlechtert sich dieser Zustand, nimmt die Azidose also zu, entwickeln sich Krankheiten, wie etwa Diabetes oder Osteoporose. Daher spricht man bei einer Übersäuerung von dem Nährboden für Erkrankungen.

Fehlernährung, Stress und Bewegungsmangel sind die
Hauptursachen für eine Übersäuerung der Körperflüssigkeiten.

Wird dem Organismus mit der Nahrung nicht genügend Natrium, Kalium und Magnesium zugeführt, entwickelt sich eine Tendenz zur Azidose. Um den Basen-Haushalt aufrechtzuerhalten, ist es daher wichtig, große Mengen dieser Mineralien aufzunehmen. Da jedoch die westliche Zivilisationskost überwiegend aus chemisch behandelter und weiterverarbeiteter Nahrung besteht, kann man nicht hoffen, diese alkalisierenden Mineralien mit der gewöhnlichen Kost zu erhalten. Mit gezielter Ernährung und Nahrungsergänzungen wie Spirulina, Getreidegräser oder Wildkräuter von Verkehrs-abgewandten Wiesen sowie dem Vermeiden von Stress können Sie einer Übersäuerung entgegenwirken.

Säure bildende Ernährungs- und Lebensart

Es wäre eigentlich ganz einfach, Ihren Säure-Basen-Haushalt in den Griff zu bekommen bzw. ihn im Lot zu halten. Würden Sie 80 % ihres täglichen Speiseplans basisch gestalten und nur 20 % sauer, bräuchten Sie noch nicht mal ganz auf Säurebildner wie Fleisch, Getreide oder Süßigkeiten zu verzichten. Doch die moderne Ernährungs- und Lebensweise kann sehr leicht zu einer Übersäuerung des Organismus führen. Wir sitzen heute stundenlang vor TV und PC oder Datteln am Handy. Dadurch setzen wir uns einer Menge Elektrosmog aus. Stress-Säuren kommen hinzu, vor allem, wenn wir keinen Ausgleich mit Meditation, Yoga, Kontemplation etc. schaffen. Letztere Verfahren sind besonders wichtig, wenn Sie sich ängstlich, missmutig, sorgenvoll oder von negativen Gedanken geplagt fühlen.

Aber auch, wenn Sie mit sportlichen Aktivitäten oder körperlicher Arbeit übertreiben, bilden Sie Säuren im Körper; ebenfalls mit alkoholischen Getränken, Kaffee, Nikotin, Medikamenten und Zahngiften (Quecksilber, Palladium).

Bei der Ernährung führen tierische Eiweiße wie Fleisch, Wurst, Fisch und Milch, aber auch Soja- und andere Fleischersatzprodukte zu Säurebildung. Letztere enthalten zudem kaum gesunde Nährstoffe. Brot, Teigwaren und Gebäck essen wir besser nur in Maßen. Fertiggerichte, Light- und Diätprodukte übersäuern ebenfalls und schaden uns obendrein, da sie den Körper auf Dauer durch künstliche Stoffe durcheinanderbringen. Auch Snacks wie Protein-Riegel oder Mikrowellen-Popcorn schaden mehr als sie versprechen. Erstere können Ödeme, Bauchschmerzen und Verstopfung hervorrufen. Und das Butteraroma Diacetyl in den Mikrowellen-Maiskörnern birgt die Gefahr einer bronchialen Entzündung bis hin zur Vernarbung des Lungengewebes, das eine Lungentransplantation notwendig machen kann. Kaufen wir also besser Maiskörner im Bioladen und lassen sie selbst im Topf poppen. Diacetyl findet aber auch in Margarine, aromatisierten Bratölen, anderen Snacks und Diätprodukten als Aromastoff Verwendung. Lebensgefährlich sind auch die ACE-Getränke, deren Namen sich von den Vitaminen A, C und E ableitet.

Cola, Limonaden und viele andere kohlensäurehaltigen Getränke enthalten jede Menge Zucker. Sie sind dadurch stark säurebildend und fördern Übergewicht. Letzteres trifft auch auf Instant-Suppen, -brühen und -soßen zu. Fast alle enthalten synthetische Konservierungsstoffe, Farbstoffe, Geschmacksverstärker (Glutamat, E621, oft auch nur als Aroma, Würze oder Hefeextrakt deklariert) und Süßstoffe wie Saccharin, Cyclamat oder Aspartam. Letzteres mutmaßliche Nervengift ist auch als *NutraSweet,* E951 oder *Candarel* bekannt. Wenn Sie auf Süße nicht verzichten können, sind Sie mit Süßkraut besser bedient. Sie können die mehrjährige, aber nicht winterharte Stevia-Rebaudiana-Pflanze kaufen, die Blätter einkochen und sich so eine flüssige Süße selbst herstellen. Handelsübliche Stevia-Süße, flüssig, als Pulver oder Tabletten ist unter dem Zusatzstoff E 960 bekannt (Simonsohn).

Bei der obengenannten heute üblichen Nahrung handelt es sich nicht mehr um lebende, dem Organismus zuträgliche Mittel. Beim Verdauen und Verstoffwechseln dieser hochgradig verarbeiteten Kost entstehen große Mengen Säuren, Toxine und Stoffwechsel-Endprodukte, deren Entsorgung die sich selbst regelnden Systeme des Körpers überfordern. Daher sorgen Sie besser jedes Frühjahr und jeden Herbst für eine Körperreinigung, wie im folgenden Teil beschrieben.

Was kann Natron für unsere Gesundheit tun?

Natriumbikarbonat, auch Natriumhydrogenkarbonat oder einfach Natron genannt, ist eine Substanz, die längst in der Küche als Back-Soda oder zum Reinigen von Obst und Gemüse bekannt ist. Auch im Haushalt kommt es für viele Zwecke zum Einsatz: zur Abflussreinigung, als Geruchsbremse für Teppiche oder Tierhaare. Vor allem aber deckt Natron in der Medizin ein breites Anwendungsspektrum ab.

Früher waren es Hausärzte gewohnt, Halsschmerzen, Insektenstiche, unreine Haut, Sodbrennen, Übelkeit, Magenbeschwerden, Entzündungen, wie Arthritis und andere Autoimmunerkrankungen mit Natron zu heilen.

Generell wirkt es bei allen Erkrankungen, die auf Übersäuerung beruhen, da es für ein alkalisches Milieu sorgt. Übrigens, auch COVID-19-Viren und ihre Mutanten mögen es gar nicht gern basisch.

Heutzutage werden Ihnen Ärzte aufgrund von Interessenskonflikten diese billige Wunderdroge kaum empfehlen. Sie werden Ihnen auch verschweigen, dass Natron im Magen sofort zu CO_2 wird, Bikarbonate ins Blut treibt und den Sauerstoff-Gehalt in den Körperflüssigkeiten und -geweben erhöht.

Auch scheinen sich junge Frauen besser mit Natron zu schützen als mit einer HPV-Impfung.

Da gehe ich mit Leonard Coldwell, dem Autor von „Die einzige Antwort auf Krebs" d'accord, für den jede Impfung eine Körperverletzung ist, manchmal sogar Mord. Denn Gardasil, der HPV-Impfstoff, der vor einer Infektion mit humanen Papillomviren schützen soll, ist der beste Beweis dafür, da dies zahlreiche tote und neurologisch zerstörte Mädchen belegen. Der Impfstoff soll Gebärmutterkrebs verhindern. Doch dieser wird gar nicht von humanen Papillomviren erzeugt, wie behauptet, und kann mit ein paar Spülungen mit Natron-Wasser schnell geheilt werden (2017).

Eigene Erfahrungen: Mir hilft Natron beim Einschlafen. Auch verwende ich es in der Badewanne oder als Fußbad zur Entsäuerung. Außerdem backe ich mit Natron und Essig jede Woche meine schnellen Brötchen (siehe Seite 107) und reinige meine Rohkost-Lebensmittel, indem ich sie ca. 10 Min. in Natron-Wasser liegen lasse.

IV. EFFEKTIV ENTGIFTEN: WIE WIR SÄUREN LOSWERDEN

Die Übersäuerung des Körpers ist die Ursache der meisten Gesundheitsprobleme. Bei dieser modernen Seuche lagert unser Organismus Säurereste in den Blutgefäßen ab. Sie führen zu Verengungen und in der Folge zu Bluthochdruck. Im schlimmsten Fall können sie sogar einen Herzinfarkt oder Schlaganfall auslösen.

Um Ihre Abwehrkräfte zu stärken, ist es enorm wichtig, dass Sie belastende Stoffe und im Körper angesammelte Säuren sporadisch eliminieren. Denn der Müll, mit dem wir unseren Körper beladen, schränkt die Funktion unserer Zellen, Nährstoffe zu verarbeiten, ein. Frühjahr und Herbst sind die besten Zeiten für entgiftende Maßnahmen. Aber Sie können auch durch den regelmäßigen Konsum bestimmter Lebensmittel entsäuern, wie Sie im folgenden Kapitel lesen können.

Während einer Reinigungskur ist es elementar, dass Sie viel reines Wasser trinken und sich an der frischen Luft bewegen, auch Sauna-Gänge sind zu empfehlen. Wie Sie Azidose, Allergien und Haarausfall stoppen können, erfahren Sie im gleichnamigen Buch (Neumann 2008).

Die besten Lebensmittel zum Entgiften

Wenn Sie Ihren Körper natürlich reinigen wollen, trauen Sie sich ruhig mal an eine regenerierende Kur heran, um die Toxine aus Ihrem Körper zu leiten. Indem Sie Ihren Körper entgiften, also die angesammelten Schadstoffe ausscheiden, entlasten Sie Ihre Entgiftungsorgane: also die Leber, die Nieren, den Darm, das Lymphsystem und die Haut.

Sind Sie oft müde oder leiden unter häufigen Erkältungen, kann eine Reinigung des Körpers durch ausgewählte Ernährung Sie wieder in Schwung bringen.

Hierzu eignen sich saure Äpfel, Artischocken, Avocados, Beeren, Fenchel, grüne Blattsalate, grünes Blattgemüse, grüner Tee, Grünkohl, Ingwer, Karotten, Kartoffeln, Kohlrabi, Kräuter, Papaya, Rote Bete, Salate, Spargel, Spinat, Süßkartoffeln, Wasser und Wirsing.

Süßes Obst, wie Bananen, Datteln und Feigen würde ich wegen des Zuckers besser nur in Maßen genießen. Passender sind saure Sorten, wie Beeren, Grapefruit und Zitronen. Basisch sind auch die Spirulina-Alge und Wildkräuter. Ein Smoothy am Morgen z. B. aus ½ Gurke, ¼ rote Zwiebel, 1 Tasse Wasser und 1– 2 Teelöffel Spirulina-Mehl im Blender gemixt weckt Ihre Lebensgeister und hemmt Ihren Appetit. Hin und wieder können Sie aber auch die süße Variante wählen: 1 Banane, 1 Apfel und 3– 4 Feigen oder Datteln mit Wasser verquirlen. Da die Mikroalge zu 60–70 % aus hochwertigem Eiweiß besteht, brauchen Sie selbst bei einer längeren Spirulina-Saftkur keine Angst vor einem Muskelschwund zu haben.

Alternativ können Sie sich jeden Morgen ein Smoothy aus Avocado mit Wildkräutern aus verkehrsfreien Gegenden gönnen.

Apfelessig reinigt und regeneriert den Körper

Jahrhundertelang haben die Menschen den Apfelessig für alle möglichen Gesundheitsprobleme genutzt. Er wirkt entzündungshemmend, antibakteriell und bekämpft Infektionen. Auch ist er ein typisches Hausmittel gegen Gerstenkörner. Einfach zwei Esslöffel naturtrüben Apfelessig in ein Glas heißes Wasser geben, ein sauberes Tuch eintauchen und damit vorsichtig das Gerstenkorn betupfen.

Vor Übersäuerung brauchen Sie beim Trinken von Apfelessig in Wasser keine Angst zu haben. Im Stoffwechsel entstehen nämlich keine sauren Produkte. Nach der Energiegewinnung bleiben vor allem basische Mineralien bestehen. Das Gleiche geschieht bei sauren Äpfeln, Zitronen, Pampelmusen oder Beeren.

Wenn Sie Ihren Körper preiswert reinigen, entgiften, entkalken und verjüngen wollen, sind Sie mit Apfelessig bestens bedient.

Er wirkt positiv auf Stoffwechsel, Blutzucker, Leber, Darm, Blutgefäße und Haut. Auch stärkt Apfelessig das Immunsystem und wirkt stimulierend. Als wahres Wundermittel tötet er schädliche Darmbakterien ab und kann somit zu einer gesunden Darmflora beitragen. Auch lindert er typische Verdauungsbeschwerden wie Blähungen oder Verstopfung.

Da der Apfelessig den Körper entgiftet, den Appetit hemmt und die Fettverbrennung ankurbelt, können Sie ihn durchaus auch als Geheimwaffe auf dem Weg zu Ihrer Traumfigur einsetzen. Dies zumindest konnten Hadjer Bouderbala und ihre algerischen ForscherkollegInnen demonstrieren. Sie begaben sich bei ihrer vorläufigen Studie auf die Suche nach neuen Behandlungsformen von Fettleibigkeit auf der Basis von Heilpflanzen. Die WissenschaftlerInnen verabreichten Ratten 30 Tage lang Apfelessig und eine fettreiche Ernährung. Durch den Vergleich mit der Kontrollgruppe, die kein Apfelessig erhielt, schlussfolgerten sie Folgendes:

Die durch eine fettreiche Ernährung verursachten Stoffwechselstörungen werden durch die Einnahme von Apfelessig vereitelt.

Sie bescheinigten ihm eine sättigende, Blutfett und Blutzucker senkende Wirkung. Auch kann er Gefäßveränderungen beziehungsweise Gefäßverkalkungen verhindern (Bouderbala et al. 2016). Neuere Studien bestätigen diese Ergebnisse.

Ben Hmad Halima und seine tunesischen ForscherkollegInnen fanden heraus, dass eine Nahrungsergänzung mit Apfelessig anders als synthetische Antioxidantien oxidativen Stress mildert. Und damit wirkt sie dem „Tödlichen Quartett" entgegen. Dieses metabolische Syndrom beschreibt das gemeinsame Auftreten mehrerer Krankheitszeichen beziehungsweise Krankheitsbilder: Übergewicht insbesondere im Bauchraum, erhöhte Nüchtern-Blutzucker- und Blutfettwerte sowie Bluthochdruck. Ursachen für den meist durch Freie Radikale verursachten oxidativen Stress sind etwa Umwelteinflüsse, starkes Sonnenlicht, zu wenig Schlaf oder emotionaler Stress.

Halima et al. konnten die früheren Ergebnisse ihrer algerischen KollegInnen bestätigen, dass Apfelessig das Risiko von Fettleibigkeit verringert. Er kann also das Risiko von mit Fettleibigkeit verbundenen Krankheiten verringern, indem Fettstoffwechselstörungen und Gefäßveränderungen bzw. Gefäßverkalkungen verhindert werden (2018).

Apfelessig hält den Darm gesund, indem er dabei hilft, Gift- und Abfallstoffe zu entfernen, bevor sie dem Körper schaden können. Auch fördert er die Verdauung, entgiftet die Leber, reinigt das Blut und regt das Wachstum guter, wichtiger Bakterien im Darm an.

Ana CLG Mota und Ihre brasilianischen ForscherkollegInnen bewerteten in einer Reagenzglas-Studie die Anti-Pilz-Aktivität von Apfelessig auf Candida spp. Dabei handelt es sich um eine Pilzinfektion des tieferen Gewebes. Sie kamen zu dem Schluss, dass Apfelessig antimykotische Eigenschaften gegen Candida spp. zeigte. Somit stellt er eine mögliche therapeutische Alternative für Patienten mit Prothesenstomatitis bzw. Entzündung der Mundschleimhaut dar (2015).

Apfelessig trägt auch zur Stabilisierung des pH-Wertes bei und verringert dadurch Schweißgeruch. Denn ein gestörter pH-Wert im Körper kann zu einem unangenehmen Körpergeruch führen. Diesen können Sie entfernen. Dazu

vermengen Sie 1 Teelöffel Apfelessig mit 1 Glas Wasser und ätherischen Ölen und geben die Mischung in eine Sprühflasche. Damit sprühen Sie die Achselhöhlen oder andere betroffene Areale damit ein.

Der unangenehme Geruch verschwindet, wenn das Apfelessig-Deo eintrocknet. Sie können auch ihre Haut mit Apfelessig reinigen. Giftstoffe werden über die Haut aus dem Körper geschleust. Andererseits werden wichtige Nährstoffe über die Poren aufgenommen. Der Essig entgiftet die Haut und macht sie weich.

Wenn Sie von allen gesundheitlichen Vorteilen des Apfelessigs profitieren wollen, nehmen Sie 1–2 Esslöffel in einem Glas Wasser eine halbe Stunde vor dem Essen. Um die volle Wirkung des Apfelessigs richtig auszukosten, kaufen Sie besser den rohen, ungefilterten Bio-Apfelessig, da er viele essenzielle Enzyme enthält. Diese naturtrübe, nicht pasteurisierte Sorte mit der sogenannten Essig-Mutter soll sogar gegen Tinnitus helfen.

Eigene Erfahrungen: Schon vor Jahren hatte ich einmal eine Zeitlang vorm Mittagessen Apfelessig getrunken und ohne eine Diät einzuhalten 6 kg abgenommen. Damals kannte ich seine gewichtsreduzierende Wirkung nicht. In den Trauerjahren nahm ich auch ab. Momentan wiege ich wieder 58 kg. Nun habe ich im Rahmen dieses Buchprojektes den Apfelessig wiederentdeckt. Dadurch ist mir erst der Zusammenhang Apfelessig und Gewichtsabnahme bewusst geworden. Ich werde jetzt vorm Frühstück und Abendessen einen Esslöffel Apfelessig naturtrüb in einem Glas Wasser trinken. Mal sehen, ob die Waage dann bald wieder 54 kg anzeigt.

Cistus entgiftet, stärkt die Abwehrkraft und wirkt gegen SARS-CoV-2

Cistus (aus dem griechischen kistos), die etwa 20 Arten enthaltende Pflanzengattung, bildet die Familie der Zistrosengewächse (Cistaceae). Der Heiltee wird aus der kretischen Zistrose hergestellt, die auch grau behaarte Zistrose genannt wird. Die potente Heilpflanze stärkt dank ihrer Antioxidantien und Polyphenole unser Immunsystem, indem sie die Zellen vor freien Radikalen schützen.

Wenn Sie den Cistus-Tee regelmäßig trinken, sind Sie vor Erkältungen und Grippe gefeit, denn die Wirkung gegen Bakterien und Viren ist phänomenal.

Dies kann ich bestätigen und das können Sie auch von anderen Anwendern erfahren. Er entgiftet zudem den Körper, indem seine Polyphenole Schwermetalle binden und aus dem Körper leiten. Auch hilft Cistus-Tee durch Betupfen bei Akne und Neurodermitis. Er schützt sogar das Herz noch weit mehr als Rotwein, indem seine Poly-

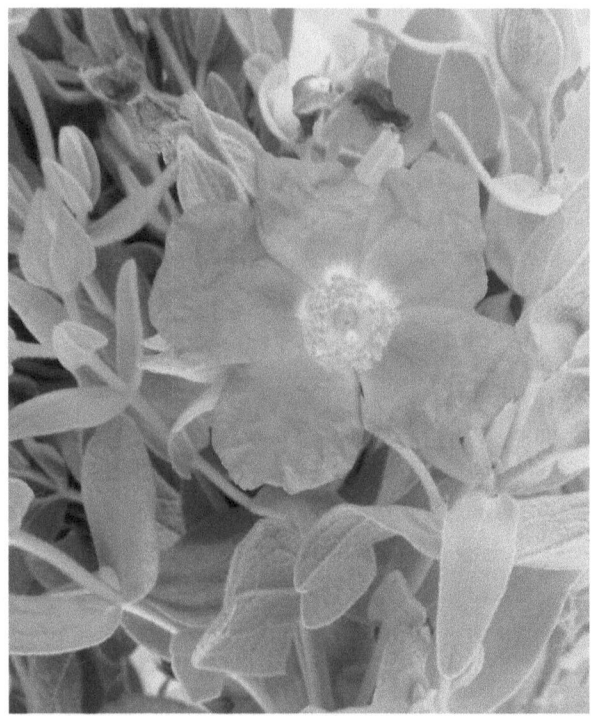

phenole die Blutgefäße frei von Ablagerungen halten und den Cholesterinspiegel regulieren (Weidner 2011).

Agnieszka Kuchta und ihre zwölf polnischen Forscher-kollegInnen fanden heraus, dass die Verabreichung von *Cistus incanus* kardiovaskuläre Risikofaktoren wie oxidativen Stress und Dyslipidämie verringert. Dies spricht dafür, *Cistus-incanus*-Tee täglich zu genießen, um atherosklerotischen kardiovaskulären Erkrankungen vorzubeugen. (Kuchta 2019)

Helena Moreira und ihre vier wissenschaftlichen KollegInnen konnten zeigen, dass Cistus- und Granatapfelextrakte bei Krebs qder menschlichen Brust (MCF-7) und des Dickdarms (LOVO) das Wachstum von Krebszellen verringerten. Ihre Ergebnisse legen nahe, dass die getesteten polyphenolreichen Extrakte bei Menschen, die oxidativem Stress ausgesetzt sind, nützlich sein könnten. Auch könnte die Verwendung von Cistus- und Granatapfelextrakten als ergänzende Therapie bei Krebserkrankungen möglich werden.

Nach Aussagen sächsischer Borreliose-Selbsthilfegruppen verbesserten sich ihre Symptome durch die Einnahme von Blattpräparaten der *Cistus creticus* L. (Cistaceae) deutlich. Dies veranlasste Hans W. Rauwald und seine KollegInnen von der Universität Leipzig und dem Fraunhofer-Institut für Zell-Therapie und Immunologie die definitiven Anti-Borrelia-Wirkstoffe von C. Creticus zu untersuchen. Mit dem Fazit, dass die Anwendung von C. creticus-Präparaten durch Selbsthilfegruppen der Lyme-Borreliose als vernünftiger Therapieansatz angesehen werden kann. Zum ersten Mal konnten isoliertes Epimanoyloxid und Carvacrol als vielversprechendste Kandidaten für die Arzneimittelentwicklung bzw. die Entwicklung von Phytomedizin auf Labdanumbasis bewertet werden (Rauwald et al. 2019).

Derzeit hat Cistus vor allem im Hinblick auf Corona Bedeutung. Es gibt unter anderem ein Zistrosen-Präparat namens *Cystus 052,* das bereits seit dem Vorjahr vom Fraunhofer-Institut Leipzig auf seine Wirksamkeit gegen das Corona-Virus geprüft wird. Mit mittlerweile sensationellen Ergebnissen. Der Extrakt zeigt eine phänomenale Wirkung gegen Bakterien und Viren im Allgemeinen und wurde nun auch auf seine Effektivität gegen SARS-CoV-2 untersucht.

Ab und an trinke ich schon seit Jahren Cistus-Tee zur Stärkung meiner Abwehrkraft. Allerdings können Sie das Kraut nur als Potpourri, zu Dekorationszwecken oder zur Raumluftverbesserung kaufen. Raten Sie mal warum? Ich schätze, es liegt am Interessenskonflikt.

Vor einigen Jahren war auch Stevia nur als Badezusatz zu erwerben. Natürliche Heilmittel sind ein Dorn im Auge der Pharmaindustrie, weil sie Kräuter nicht patentieren kann. So können Sie erkennen, wer uns de facto regiert: Multi-Konzerne sind die wahren Herrscher der Welt.

VI. WIE WIR UNS SEELISCH UND MENTAL STÄRKEN

Bei unserem kürzlichen Urlaub in der Auvergne ist mir wieder bewusst geworden, wie einfach es ist, sich innerlich zu regenerieren. Wir wollten in Frankreich abkühlen, da die über 40 Grad der Algarve einem älteren Körper schon manchmal zu schaffen machen kann. Bei der Baguette-Rotwein-Kur (aber nur 1 Glas täglich) hätte ich gedacht zu obstipieren oder zuzunehmen. Aber das Gegenteil war der Fall, ich habe abgenommen und war in die Ruhe gekommen. Letzteres kam wohl daher, dass mich mangels TV und PC die Kalamitäten der Welt völlig unberührt ließen. Wenn wir ganz vom Alltag abschalten, können wir wieder zu emotionaler Ausgewogenheit kommen. Letzteres geht aber nicht immer so einfach. Daher schlage ich Ihnen folgend verschiedene Ansätze zur inneren Stärkung vor, die Sie auch in die tägliche Routine integrieren können.

So atmen wir uns gesund und munter

Haben Sie zu wenig Sauerstoff im Körper, werden Sie müde und leiden oft unter Schmerzen, ergo Entzündungen. Die meisten Krankheiten, auch Krebs, gedeihen in sauerstoffarmem Milieu. Der Atem ist quasi der Lackmustest für den inneren Zustand. Je besorgter und unruhiger wir sind, desto kürzer und oberflächlicher atmen wir. Dabei ist gerade in Stresssituationen eine optimale Sauerstoffversorgung für den Körper elementar. Das tiefe Atmen hilft daher gegen Aufregung und fördert nachgerade die Gesundheit und das Wohlbefinden.

Schock, Stress oder permanente Angstzustände bilden Stresssäuren im Körper, die Übersäuerung und flache Atmung zur Folge haben. Wenn Sie also Ihre Nerven in der heutigen wirren Lebensphase, die uns das Corona-Virus aufnötigt, beruhigen wollen, machen Sie besser öfter am Tag einige tiefe Atemzüge.

Wir haben uns in der vergangenen hektischen Zeit daran gewöhnt, flach zu atmen. Daher nehmen wir wenig Sauerstoff auf. Dieser ist aber sehr wichtig, da eine sauerstoffreiche Umgebung uns vor Krankheitskeimen schützt. Denn Viren, Bakterien und Parasiten können darin kaum existieren.

Zur flachen Atmung kommt verschärfend hinzu, dass wir unsere Nahrung herunterschlingen und uns nur wenig bewegen. Dabei mobilisieren wir kaum unser Atmungs-, Kreislauf- und Entgiftungssystem. Das führt auch wieder zu Übersäuerung und zu einer Abwärtsspirale für Leib und Leben. Körper und Geist werden müde.

Zu wenig Sauerstoff im Körper macht uns nicht nur müde,
wir leiden auch oft unter Schmerzen bzw. Entzündungen.

Wir benötigen dringend Sauerstoff, um allen Zellen − genauer den Mitochondrien − Nähr- und Vitalstoffe zuzuführen. Damit können diese Kraftwerke unserer Zellen den Treibstoff für unseren Körper herstellen. Flaches Atmen, wenig trinken und eine schlechte Körperhaltung führen zu einer verminderten Sauerstoffaufnahme und zur Übersäuerung.

Die beste und günstigste Art, den Körper zu alkalisieren, sind tiefe Bauchatmung und Bewegung. Oder Sie trinken Natron-Wasser, am besten zwei Stunden vorm Essen oder vorm Schlafen, zwei bis drei Stunden nach der letzten Mahlzeit. Denn sonst würde die zur Verdauung benötigte Magensäure neutralisiert.

Beim Yoga lernte ich diverse Arten des Atmens, vor allem, den Atem zu verlängern. Lassen Sie sich Zeit und sorgen Sie dafür, dass der Atem ohne Druck und gleichmäßig fließt, ohne abzuhacken. Auch die sogenannte 4-7-8-Methode findet immer mehr Anklang: Dabei atmen Sie bei geschlossenem Mund geräuschlos durch die Nase ein und zählen dabei mental langsam bis 4. Halten Sie den Atem an, zählen Sie bis 7 und atmen Sie wie beim Hauchen durch Ihren Mund aus und zählen dabei auf 8. Diese Atemübung können Sie auch durchführen, wenn Sie Einschlafprobleme haben, besonders das Anhalten des Atems. Denn es soll die Lungen besser mit Sauerstoff füllen, der dann durch den ganzen Körper zirkuliert. Auf diese Weise entspannt sich der Organismus und erleichtert damit das Einschlafen.

Neben dieser Entspannungstechnik gibt es noch eine weitere Atemübung, die für gleichmäßiges Atmen, einen ausgeglichenen Energiefluss und vor allem für guten Schlaf sorgt. Es ist die wechselseitige Nasenatmung. Sie hat eine relaxende Wirkung und hilft bei Erkältung, Erschöpfung, Depressionen und Kopfschmerzen. Sie sollte möglichst mindestens zweimal täglich und darüber hinaus in stressigen Situationen durchgeführt werden.

1. Setzen Sie sich gerade hin, entspannen Sie Oberkörper, Nacken und Kopf. Atmen Sie langsam, geräuschlos und entspannt gleich lang ein und aus.

2. Verschließen Sie mit dem Ringfinger der rechten Hand das linke Nasenloch und atmen Sie durch das rechte Nasenloch langsam ein.

3. Verschließen Sie nun mit dem Daumen das rechte Nasenloch und atmen Sie vollständig durch das linke Nasenloch aus, je langsamer, desto besser.

4. Atmen Sie jetzt wieder durch das linke Nasenloch langsam und vollständig ein und durch das rechts aus. Wiederholen Sie diesen Atem-Zyklus noch zweimal.

Weitere, die körperliche Leistung fördernde und das seelische Gleichgewicht begünstigende Atemtechniken finden Sie in meinem Buch „*Gesund ohne Medikamente*".

Angst und andere antrainierte Denkmuster

Sie glauben gar nicht, wie stark die Wirkung unserer antrainierten Sicht der Dinge ist. Sie spiegelt sich in den sonderbarsten Symptomen und Phänomenen wider. Haben Sie nicht hin und wieder Angst vor dem, was in der Zukunft geschehen könnte? Stellen Sie sich bisweilen Ihren Tod vor? Wir werden meist unbewusst von Kindheit an darauf trainiert, Angst zu entwickeln. Dies geschieht durch den beharrlichen Blick auf den folgenden Moment, angefacht durch die Erinnerung an Vergangenes.

Auch ich hatte früher oft Zukunftsangst, obwohl meine Oma Maria, ein wandelndes Lexikon von Lebens- bzw. Bibelweisheiten, immer sagte: *Sorgt nicht für morgen, denn der morgige Tag wird für das Seinige sorgen.* Da sich alle meine verstorbenen Lieben in der einen oder anderen Weise bei mir gemeldet haben und nun fast alle schon in der geistigen Welt wandeln, freue ich mich schon darauf, mit ihnen dereinst wieder vereint zu sein. Allerdings fühle sich mich auch jetzt nicht von ihnen getrennt. Denn wenn etwas Wichtiges in meinem Leben geschieht, melden sie sich regelmäßig. Zuletzt habe ich das mit meinem seligen Mann erlebt, wie ich in den Büchern *Über den Tod hinaus* und *Sad News* gezeigt habe. Da ich aber gerade meine väterliche Großmutter zitierte, hier ein Erlebnis mit ihr, das mit dem Anfang meiner Karriere als Autorin zu tun hat:

Oma Maria meldete sich am Donnerstag, dem 3.9.1998, mit ihrem ihr eigenen Geruch. Er streifte mich, als ich am Computer saß, so, als ob sie hinter mir gestanden hätte. Offenbar wollte sie mich auf ein besonderes Ereignis aufmerksam machen. Womöglich ratterte im Druck- und Verlagshaus gerade die Seite mit meinem Interview durch die Presse. Am nächsten Morgen rief meine Mutter an und sagte: *Heute bist du der Star der Zeitung: ein fast einseitiges Interview mit großem Farbfoto von dir und deinem Buch.* Ich erzählte ihr von meinem Dufterlebnis. Daraufhin sagte sie: *Merkwürdig, ich hab beim Lesen des Artikels das Gefühl gehabt, als ob sie mir über die Schulter geschaut hätte.* (Meyer 2021, S. 65 f.)

Wir brauchen also keine Angst zu haben, dass es mit uns nicht weitergeht, wenn wir dereinst unsere leibliche Hülle verlassen. Ohne den leidigen Leib lebt es sich ohnehin viel leichter. Keine Schmerzen, kein Hunger, kein Durst, keine Erschöpfung. Wenn wir also dereinst das Jammertal verlassen, geht es erst richtig los. Das war wohl auch Karl Marx bewusst, als er sagte:

Der Tod ist kein Unglück für den, der stirbt, sondern für den, der überlebt.

Andere Auswirkungen antrainierter Denkmuster sind Schuldgefühle, Hemmungen und Versagensängste, die Schuld ständig bei anderen zu suchen, Be- und Verurteilungen, sich alles bieten zu lassen, ohne sich mal energisch durchzusetzen, Konflikten aus dem Weg zu gehen, immer in der Vergangenheit zu wühlen, fortdauernd das Negative zu sehen, sich selbst nicht lieben zu können, aber anderen wieder und wieder Hilfe anzubieten, nicht im Stande zu sein, das eigene Leben neu zu gestalten, außerstande zu sein, Liebe weiterzugeben und dadurch Partnerschaften aufzubauen oder aufrechtzuerhalten.

Die gute Nachricht: Sie können Ihr Denken verändern! Und zwar allein dadurch, dass Sie es bemerken, identifizieren und bewusstmachen. Damit nehmen wir diesen Denkmustern und Denkirrtümern die Kraft.

Angst vor dem Ungewissen kann Panik und Atemnot auslösen

Angst belastet und blockiert uns. Auch hält sie uns davon ab, klar zu denken, zu handeln und Entschlüsse fassen. Angst raubt uns die Lebensfreude und lässt uns oft noch im Bett den Sorgen-Salat so lange durchmischen, dass sie uns den Schlaf entzieht. Dabei fühlen wir uns meist hilflos unserer Angst ausgeliefert. Ich erinnere nur an die weltweite Angst, die das Corona-Virus ausgelöst hat. Der Göttinger Angstforscher und Psychiater Prof. Dr. Borwin Bandelow glaubt, dass die Angst vor dem Virus und seiner Ausbreitung weit überzogen ist. www.aerztezeitung.de/Politik/Die-Angst-vor-dem-Coronavirus-ist-weit-ueberzogen-408048.html

Ich persönlich habe mehr Angst vor der gentechnischen Impfung als vor der Krankheit. Denn eine solche Impfung zwingt unsere Zellen, ein Virus oder Teile davon selbst zu bilden und das ist etwas völlig Wesensfremdes. Und, da es genügend das Immunsystem stärkende Pflanzen gibt, wozu Risiken eingehen, wenn wir natürliche Heilmittel haben? Zumal Hippokrates, der Vater der modernen Medizin forderte, dass unsere Nahrung unsere Heilmittel sein sollen. Haben Sie schon mal gesehen, dass Spritzen an Bäumen wachsen oder aus der Erde sprießen?

Jedenfalls hoffe ich, dass wir das Schlimmste überstanden haben, wenn das Buch erscheint. Es werden ja schon Klagen in Den Haag eingereicht. Im Rückblick auf frühere Pandemien und im Hinblick auf die Zahl weltweiter Todesfälle durch andere Krankheiten könnte es fraglich sein, die Gesundheit der Menschen, soziale Kontakte und die gesamte Welt- und Finanzwirtschaft in eine Abwärtsspirale zu treiben. Denn wir werden sowieso immer von Mikroorganismen beherrscht. Denken Sie nur daran, dass Darmbakterien unser Immunsystem steuern, das generell mit Viren besser fertig wird, als mit Bergen von tierischen Fetten, mit denen sich viele Zeitgenossen vollstopfen. Entfetten sollte im Vordergrund stehen, statt Impfen. Doch das würde das sozialverträgliche Ableben behindern.

Vielen Leuten wird angst und bange, wenn sie einer neuen, angeblich unbeherrschbaren Gefahr gegenüberstehen. Davor fürchten sich die meisten Menschen, mehr als vor bekannten Gefahren. So wissen wir beispielsweise, dass jährlich viele Tausende Personen durch Krankenhauskeime und Haushaltsunfälle sterben. Und im Winter 2017/2018 starben 25.100 Menschen durch die Grippe – ohne dass Panik ausgebrochen war, wohl wegen mangelnder medialer Beachtung.

Der anthroposophische Arzt Dr. med. Jens Edrich sagt, wie viele seiner Kollegen, auf folgendem Video bezüglich der Impfungen, dass es besser sei, sich mit der Krankheit auseinanderzusetzen, um damit eine immunologische Ertüchtigung zu erfahren. Diese Auseinandersetzung sei wichtig. Bei den Corona-Maßnahmen fehlt die Reflexion.

https://www.youtube.com/watch?v=20inTkjy9dE

Edrich macht auch auf die psychische Seite aufmerksam. Durch einen positiven Test bekomme man Angst vor der Krankheit, die man ohne Tests nicht hätte. Die Angst vor dem Corona-Virus kann sogar Panikattacken und Atemnot auslösen. Auch die Corona-Quarantäne kann zu Angstzuständen führen. Mir blieb schon mal in einer anderen Stresssituation gehörig die Luft weg.

Eigene Erfahrung: Meine befreundete Nachbarin träumt auch hin und wieder prophetisch und erzählte mir von einem Traum, in dem mein verstorbener Mann Peter einen tödlichen Motorradunfall hatte. Ich sah sie entsetzt an, worauf sie sagte: Er war dann aber doch nicht tot. Als ich etwa drei Wochen später nachts aufwachte und Peter wie auch der Motorroller nicht da waren, fing ich an zu hyperventilieren. Trotz raschen Atmens hatte ich das Gefühl, nicht genügend Luft zu bekommen. Meine Angst um Peter konkurrierte mit der Furcht vorm Ersticken. Ich rief Csöpi an und konnte vor Luftmangel kaum sprechen: dein Traum … Peter … er ist weg … mit dem Roller.

Als dann die Polizei vor der Haustür stand, dachte ich an das Schlimmste. Aber Peter war nur mit Kopf- und Knie-Hämatomen und fehlenden Frontzähnen ins Krankenhaus gebracht worden.

Singen und Lachen stärken das Immunsystem

Lachen und Singen sind übrigens auch Medizin gegen die Angst. Sie kennen das ja auch, wenn wir uns unsicher oder bange fühlen, summen oder pfeifen wir vor uns hin.

Bereits im Schulchor und später in verschiedenen Chören in unterschiedlichen Ländern war ich als Sängerin aktiv. Dass sich das Singen im Chor im Gegensatz zum alleinigen Zuhören positiv auf sekretorisches Immunglobulin A, Cortisol und den emotionalen Zustand auswirken, konnte Günter Kreutz und seine Kollegen in einer Studie der Universität Frankfurt zeigen. Die Forscher vom *Frankfurter Institut für Musikpädagogik* führten die Untersuchung gemeinsam mit dem *Institut für Psychologie* und dem *Deutschen Sängerbund* durch. Sie überprüften die Hypothese „Musikalische Tätigkeiten beeinflussen subjektive Stimmungen und physiologische Vorgänge im autonomen Nervensystem" am Laienchor einer Frankfurter Kirchengemeinde. Dieser probte Mozarts Requiem für eine Aufführung. Abgesehen von den subjektiven Befragungen maßen die Forscher die Konzentrationen von Cortisol und Immunglobin-A. Die Ergebnisse zeigten nennenswerte positive Veränderungen der Immunkompetenz beim Singen, aber nicht beim Hören von Chormusik. Also, auf zum fröhlichen Singen, das auch Ihre Zirbeldrüse aktiviert!

Wünschenswert wäre, wenn bei künftigen Gesundheitsreformen nicht nur Krankheitsverursacher die Krankenversicherungs-Beiträge negativ beeinflussen. Gerechter ginge es zu, würden auch Singaktivitäten in Laienchören und andere nachgewiesen das Immunsystem stärkende Initiativen bewertet. Wer der Gemeinschaft etwas gibt, könnte so auch etwas zurückbekommen.

Ich kam mit einem schwachen Immunsystem zur Welt, erlitt als sechs Wochen alter Säugling eine Entzündung der Lunge, später des Rippenfells. Nach zwei Operationen im Alter von 3 und 5 Jahren stach mir Prof. Wolfgang Jäger in Heidelberg den „Altersstar" mit 13. Daher legte ich mir eine Art zweites Immunsystem zu, indem ich abwechselnd die Immun-Booster von A–Z zu mir nehme, die in Teil III gezeigten Atemübungen und andere seelische und mentale Kräftigungsmittel anwende sowie täglich die Gerichte aus meiner Gesund-Küche ab S. 88 zubereite oder neue kreiere.

Das Gedenken an unsere Ahnen als Kraftquelle

Viele Menschen bedienen sich festgelegter Rituale, um sich zu besinnen, ihren Lieben zu gedenken und sich mit dem Tod auseinanderzusetzen. Sie wünschen sich Orientierung und Halt und greifen daher gern auf religiöse Riten und Zeremonien zurück, wenn Sie sich ihrer Grenzen bewusst werden oder nicht Erklärbarem oder Unkontrollierbarem gegenüberstehen. An den November-Gedenktagen mag sich der moderne Mensch aufgefordert fühlen, den Friedhof zu besuchen, um sich auf die Ruhe und den Frieden der Toten einzustellen. Bei mir ist es anders. Ich denke fast täglich an den einen oder die andere meiner Lieben, die nicht mehr in ihren Körpern leben. Auch erlebe ich mit ihnen vieles, das für andere nicht erklärbar ist. Der Grund dafür mag sein, dass die meisten Verwandten meiner Mutter Erfahrungen mit der geistigen Welt haben oder hatten. Durch den Austausch innerhalb der Familie, aber auch mit anderen übersinnlich erfahrenden Menschen habe ich mir das sogenannt Unerklärbare auf verschiedene Weise erschlossen. Besonders prägten mich die Erfahrungen mit meinem vor dreiundzwanzig Jahren verstorbenen Vater und mit meinem Mann, der vor fast fünf Jahren seine fleischliche Hülle verließ. Über diese Kontakte können Sie sich in den o.g. Trauerbüchern informieren.

In meinem Leben gehörten Telepathie, prophetische tägliche und nächtliche Visionen, Rückführungen in frühere Leben, automatisches Schreiben und Malen mal mehr mal weniger zum Alltag. Letzteres erlebte ich, als ich ganz schnell ein Geburtstagsgeschenk für meinen Schwager brauchte und in knapp drei Minuten den Baum malte, der das Titelblatt meines Romans *Familiencode* ziert. Ursprünglich hatte ich dieses Werk für meine Großtante Doris Day geschrieben, damit sie erfahren konnte, wie ihre deutschen Familienangehörigen in den beiden Weltkriegen und in den 50ern des vorigen Jahrhunderts bis ins neue Jahrtausend gelebt haben.

Bei meinem Baum könnten sie vielleicht noch sagen, na ja, da hatte sie eine kreative Phase. Aber was sagt Ihnen folgendes Video von Antonio Gasparetto, der Alte Meister durch ihn wirken lässt. Der ihnen als Transmedium seine Hände, manchmal auch sein Füße überlässt, damit sie ihre Werke durch ihn kanalisieren können: www.youtube.com/watch?v=URM8KGpjztE

Wenn Menschen zu mir sagen, wir leben nur einmal, nach dem Tod ist alles zu Ende, erwidere ich, verlasst euch besser nicht darauf. Vielleicht ändert ihr eure Meinung, wenn ihr das Video von Luiz Antonio Gasparetto anschaut, der in Trance in rasender Geschwindigkeit Originale verstorbener Maler malt, ohne auf die Leinwand zu schauen oder auf die Farben, die er aussucht. Die in geistigen Dimensionen Weilenden nutzen Medien, um uns zu sagen: Schaut her, wir existieren noch! Immer mal wieder versuchen sie ihre Lieben im Fleisch zu kontaktieren. Doch wie reagieren die meisten? Mit Ignoranz. Oder sie sagen nur, ach, wieso blinkt denn ausgerechnet jetzt am Todestag meines Mannes ständig das Licht? Oder: Was sind denn das für merkwürdige Buchstaben im TV-Grieß? Viele Menschen betrachten solche Phänomene als Zufall. Und wenige denken an Geister, wenn etwas Unerklärliches passiert. Oder sie sagen, das war wohl ein Geist, schürfen aber selten tiefer. Doch wenn wir dereinst sterben und in die Welt heimkehren, in der wir mit höheren Frequenzen schwingen, werden wir uns freuen, wenn unsere Hinterbliebenen unsere Kontakt-Bemühungen erkennen und sich gern ihre Wünsche von uns erfüllen lassen. Z. B. wollte ich schon lange wieder eine Tischtennisplatte und bat Maurits, danach Ausschau zu halten oder eine zu zimmern. Er sagte spontan, die kannst du besser gebraucht in Frankreich kaufen. In der ersten Woche unseres Urlaubs fuhren wir zu dem größten Secondhandshop in der Nähe unseres Auvergne-Ortes. Als wir gerade eintreten wollten, kam eine neue Lieferung: eine blaue Tischtennisplatte für etwa ein Achtel des Neupreises. Zufall? Könnte es nicht sein, dass das Universum (vielleicht mein verstorbener Mann) dem Besitzer besagter Tischtennisplatte telepathisch oder in einem Traum eingab, dass er doch besser mal seine unbenutzte, nur Platz wegnehmende Platte karitativ spendet?

Immer wenn etwas wundersames geschieht, denke ich an Ansinnen der geistigen Welt. Auch via der Wasserkristallfotografie, die ich in *Wasserkristalle: Botschaft der Seelen* und in meinen früheren Wasserbüchern vorstelle, wirken begnadete und weniger begnadete Geist-Maler. Beim letzteren Unterfangen ist Wasser das Kommunikationsmedium, wie übrigens auch in der Homöopathie. In meinem Buch *Gesund ohne Medikamente* habe ich über ein weiteres Projekt der geistigen Welt informiert: die Skalarwellen-Analyse. Bei diesem Verfahren brauchen wir keine langwierigen und teuren diagnostischen Maßnahmen wie Allergietests, Haaranalysen, Blut-, Urin-, Stuhl- und sonstige Untersuchungen.

Durch die Zusammenarbeit mit einer deutschen Heilpraktikerin und einem portugiesischen Heilpraktiker durfte ich mich in mehreren Tests mit verschiedenen Personen über zwei Jahre davon überzeugen, dass die Skalarwellen-Analyse in der Tat in weniger als zwei Minuten etwa zweihundert korrekte Parameter anzeigt. Zwar wird dieses Verfahren oft von den Trollen der Krankheitsindustrie ins Lächerliche gezogen, da es nach dem tradierten physikalischen Verständnis nicht funktionieren kann. Doch die Werte wurden unter anderem durch Blut- und Haaranalysen in deutschen und portugiesischen Labors bestätigt. Deshalb denke ich, dass diese einfache Art der Diagnostik und Therapie ein weiteres Geschenk aus der geistigen Welt ist, um uns das Leben im *Jammertal* zu erleichtern.

Gibt es ein Garant für ein glückliches Leben?

Was wollen Sie wirklich vom Leben? Die meisten meiner Leser werden wohl sagen, gesund und glücklich in Frieden und Wohlstand leben. Aber viele tun gar nichts für ihre Gesundheit. Sie streiten über Nichtigkeiten und geben ihr Geld für kurzfristig befriedigende Dinge aus. Oft arbeiten sie in einem Beruf, der sie nicht herausfordert und keinen Raum für ihre Talente und Vorlieben bietet. Oder sie versauern in einem Büro, obwohl sie sich am liebsten an der frischen Luft aufhielten und dann selbst bei der Müllabfuhr glücklicher wären.

Sollten Sie sich nun ertappt fühlen und sagen, ja, aber ich muss meine Miete bezahlen, muss zwei Kinder sattbekommen, wie soll ich da etwas arbeiten, das mir Spaß macht, aber meine Rechnungen nicht bezahlt. Da kann ich nur empfehlen, dass Sie einfach die Weltenlenker, das Universum oder ihre Lieben im Jenseits um das bitten, was Sie wirklich wollen. Oder beschäftigen Sie sich schon in Ihrer Freizeit mit dem, was Sie anstreben. Bei mir war das auch so. Ich habe einfach angefangen, Reiseberichte zu schreiben. Danach kam alles von selbst zu mir:

Die Gesundheitsexpertin Halima Neumann besuchte mich in Kalifornien und fragte mich, ob ich ihr Azidose-Buch übersetzen kann. Das wäre doch ein gutes Training für meine Doktorarbeit in Ernährungswissenschaft. Wieder in Deutschland meldete sich Barbara Simonsohn, die von der Übersetzung hörte und fragte mich, ob ich ihr Papaya-Buch übersetzen wolle. Da ich nebenbei meine Dissertation über Spirulina und das Immunsystem erwähnte, informierte sie Frau Jünemann vom Windpferd-Verlag. Und so kam es, dass ich die segensreiche blaugrüne Mikroalge mit meinem Bestseller *Spirulina, das blaugrüne Wunder* im deutschsprachigen und osteuropäischen Raum bekannt machen durfte.

Sollten Sie sich noch nicht so ganz im Klaren sein, was Sie wirklich wollen, verfassen Sie am besten eine Wunschliste und schreiben Sie zehn Wünsche auf. Lesen Sie diese täglich durch und fügen Sie für jeden erfüllten Wunsch einen neuen hinzu.

Wenn Sie sich mit Ihren Wünschen täglich beschäftigen, kristallisiert sich ganz von allein allmählich das heraus, was Sie wirklich wollen.

Heilende Gedanken helfen dem Immunsystem

So wie Ernährung und Bewegung beeinflusst auch Ihr Denken Ihre Gesundheit. Es reicht aber nicht, wenn Sie positiv denken im Sinne von: „Es wird schon alles gut werden". Sie verleihen Ihren Gedanken erst dann Kraft, wenn Sie sie mit intensiven Emotionen verbinden und ihr Ziel vorm inneren Auge haben, genauso wie Sie es erreichen möchten.

Mithilfe des Geistes können wir unsere körperliche und seelische Gesundheit beeinflussen. Studien zeigen, dass zwischen Gehirn und Immunsystem ein ständiger Dialog stattfindet. Sie benutzen dabei Botschafter, die an den Rezeptoren der Zell-Membranoberflächen angekoppelt sind. Unsere Stimmungen, Einstellungen und Gedanken haben erhebliche Auswirkungen darauf, welche chemischen Botschafter (Neurotransmitter oder Neuropeptide) ausgesendet und wie sie empfangen werden. Gemäß Dr. David L. Felten, Professor für Neurobiologie und Anatomie, ist das Immunsystem zusätzlich zu den Neuropeptiden auch dem Nervensystem angeschlossen. Und zwar über Nervenfasern, die alle Organe des Immunsystems erreichen und direkten Kontakt mit den Immunzellen herstellen (M. Meyer 2020).

Wie wir auf die Tatsachen des täglichen Lebens, auf Stresssituationen oder negative Nachrichten reagieren, hat Einfluss auf die Effektivität des Immunsystems. Menschen, die sich zynisch oder feindselig verhalten oder Wut unterdrücken, erleiden vermehrt Herzinfarkte und Arteriosklerose. Besonders in Zeiten von Corona machen negative Nachrichten Angst. Und jede Art von Angst und jedes negative Gefühl löst von selbst eine Stressreaktion im Körper aus. Erleben Sie negative Situationen, spüren Sie das gewöhnlich an der Atmung, die praktisch ins Stocken gerät. Negative Einflüsse gilt es mit positiven Gedanken zu vermeiden. Und mit Lächeln. Auch wenn Sie das Lachen nur vortäuschen, schüttet die Hypophyse Endorphine aus. Glückshormone generieren Sie auch, wenn Sie bewusst atmen und dabei denken, dass jeder Atemzug Sie aufheitert und Ihr Immunsystem stärkt.

VII. SCHÖN BLEIBEN AUCH IN *VERVIRTEN* ZEITEN

Wir konnten es in der Zeit der Lockdowns alle sehen: Manche Menschen kamen ohne den gewohnten Gang zum Friseur schon etwas speziell daher. Als eingefleischte Autodidaktin ist es mir daher ein Anliegen, Sie in die Kunst der Improvisation einzuweihen. Ich schneide nicht nur meinen Lieben und mir die Haare. Einmal habe ich sogar meiner Mutter ihr ausgefranstes, selbst gestochenes Ohrloch wieder einsatzbereit gemacht. Damals arbeitete ich bei einem Durchgangsarzt und kam ganz leicht an alle dafür nötigen Utensilien: Sterilisierte Betäubungsspritze, Skalpell, gebogene Nadel und Faden. Von meiner Wanderkameradin habe ich erfahren, dass ihr Mann, ein Amerikaner, sogar mit normaler Nadel und Faden seine Schnittwunden selbst näht!

Hausgemachte Haarschnitt- und Haarwell-Kreationen

Ob Haareschneiden oder Dauerwelle, Sie können beides mit meinem jahrelang erprobten Trick ganz leicht selbst fertigen. Dem nächsten Lockdown können Sie also in dieser Hinsicht locker bzw. gelockt entgegensehen.

Wollen Sie Ihre Haare schneiden, waschen Sie sie wie gewohnt. Nehmen Sie dann mit einem Stielkamm eine Strähne auf und schneiden Sie die Spitze oder so viel Sie wollen. Nehmen Sie dann einen Lockenwickler und wickeln diese Strähne auf. Verfahren Sie nun weiter so mit der nächsten Strähne so lange, bis alle Haare aufgedreht und geschnitten sind.

Vielleicht mögen Sie Ihre langen glatten Haare abschneiden, wie ich in meiner Jugend, als ich mir einen Marsha-Hunt-Gedächtnis-Afro zauberte. Dafür nehmen Sie entweder die kleinsten, am besten selbsthaftenden Lockenwickler, besonders, wenn Sie Locken haben wollen, denen man die Dauerwelle nicht ansieht. Ansonsten können Sie die speziell dünnen Dauerwell-Lockenwickler benutzen. Ich benutze derzeit die kleinsten selbsthaftenden Lockenwickler abwechselnd mit den größten Dauerwell-Wicklern.

Tägliche Gesichtsgymnastik mit Muskeltraining

„Es gibt nichts Gutes, außer man tut es." Mit seinem kürzesten Gedicht wollte Erich Kästner ausdrücken: Wir müssen für die Menschenrechte kämpfen. Genauso konsequent packen wir das Gute, das wir erreichen wollen, beim Schopfe. Und zwar nicht als Neujahrsbeschluss, der Mitte Januar wieder vergessen wird. Viele der ganzheitlich arbeitenden Schönheitspflegerinnen und Heilpraktikerinnen, die ich vor 15 Jahren für ein Buch interviewte, raten ihren KundInnen folgende Übungen an.

Führen Sie folgende Übungen jeweils maximal 90 Sekunden aus. Dabei spannen Sie jeweils die Muskeln 6 Sekunden an und pausieren 4 Sekunden.

Übung 1

Stehen oder sitzen Sie gerade, Schulter nach unten, hinten. Bringen Sie die Schulterblätter zusammen, 6 Sekunden die Spannung halten, dann wieder gerade sitzen. Halsmuskel anspannen, mit den Händen dagegenhalten.

Übung 2

Gegen das Doppelkinn: Drücken Sie mit den Daumen gegen das Kinn und halten mit dem Gaumenmuskel dagegen. Siehe auch Übung 7.

Übung 3

Massieren Sie die Muskeln vorm und hinterm Ohr. Drücken Sie das Ohr mit dem Zeige- oder Mittelfinger nach vorn und halten Sie mit dem Ohrmuskel dagegen. Ziehen Sie das Ohr nach oben und halten mit dem oberen Ohrmuskel dagegen. Dito nach hinten. Diese Übung kann sogar Ihren Tinnitus abmildern.

Übung 4

Drücken Sie die Augenbrauen mit den Fingerspitzen nach oben und halten Sie mit dem oberen Augenringmuskel dagegen. Unterm Auge fixieren Sie mit den Fingern das Jochbein, schauen Sie nach oben und ziehen Sie das Unterlid hoch. Übrigens: Augenbrauen-Akupressur und koffeinhaltigen Tee trinken ist auch eine alternative Therapie-/Vorbeugemöglichkeit von Grünem Star.

Übung 5

Dehnen Sie mit den Fingern die Region über der Nase. Halten Sie mit dem Muskel dagegen. Fixieren Sie mit den Fingerspitzen die Stirn und bewegen die Schädeldecke.

Übung 6

Gegen Oberlippenfältchen: Spannen Sie den Bereich über der Oberlippe in Richtung außen und pressen Sie die Lippen 6–10 Sekunden fest aufeinander. Konsequentes Glätten des Oberlippenbereichs: Obiges 10–20-mal hintereinander 2–3-mal täglich wiederholen. Die gleiche Wirkung können Sie erzielen, wenn Sie einen Korken zwischen die Lippen nehmen und kräftig drücken.

Übung 7

Weitere Doppelkinn-Übungen: Strecken Sie die Zunge weit nach außen und unten, halten Sie sie eine Weile und ziehen Sie sie wieder zurück. Wiederholen Sie diese Übung mehrmals; auch 3–5-mal mit gerollter Zunge. Schieben Sie den Unterkiefer weit nach vorne oben, 6 Sekunden anspannen, loslassen. 7–9-mal wiederholen.

Wenn Sie die Übungen zum ersten Mal durchführen, können Sie sich einen richtigen Muskelkater einhandeln. **Tipp:** vor jedem Training, auch anderer Muskeln, 3–4 Spirulina-Presslinge mit einem Glas Wasser einnehmen bzw. einen Obst- oder Gemüse-Shake mit 1 Teelöffel Spirulina-Mehl trinken. Viele Leistungssportler wissen, dass ihre Muskeln mit Spirulina vor dem Training schneller regenerieren.

Cellulite: Schluss mit den Beulen

Immer mehr Menschen sind übersäuert, weil sie die Basen vernachlässigen. Gerade sah ich wieder eine Familie am Mittagstisch mit Pfannkuchen. Und das war es dann auch schon. Weder Salat, noch Gemüse oder Suppe, um die Säuren mit Basen abzupuffern. Auch essen viele Menschen nur Nudeln mit Ketchup oder Mayonnaise. Das ist einer der Gründe, dass mitunter schon Teenager hässliche Dellen an den Oberschenkeln haben, selbst solche, die Leistungssport betreiben. Die Ursache ist in der Regel eine Übersäuerung des Organismus.

Daher sind auch bei der Orangenhaut die Basen die Basis der Behandlung: also viel Grünes! Denn die Wurzel allen Übels liegt wie gesagt in der Säure bildenden Ernährung, wie tierisches Eiweiß, Zucker, Kaffee, Cola und andere Soda-Getränke. Auch Brot, Reis und Nudeln verstoffwechseln sauer wie die meisten Getreidesorten. Gerade Sportler ernähren sich überwiegend mit solchen konzentrierten Kohlenhydraten. Zudem bilden Stress, Ärger und Sorgen Säuren. Hochleistungssport und andere starke körperliche Anstrengungen führen zu Milchsäurebildung im Körper. Unser Organismus reagiert darauf mit einer erhöhten Wassereinlagerung.

Um sich zu schützen, verdünnt er die überschüssigen Säuren. Zudem puffert er sie mit basischen Salzen ab und bildet Abfallhalden, die sich oft als unschöne Beulen zeigen. Diese Mineralien entzieht er den Knochen, dem Knorpel, dem Haarboden und den Adern. Wundern Sie sich also nicht, wenn Sie nicht nur im Alter keinen Kamm mehr brauchen. Haarausfall, Gefäßkrankheiten, Zahnverfall und Osteoporose sind Zeichen eines sauren Milieus. Die Säuren werden teils ausgeschieden, teils als Abfall deponiert: im Filter des Bindegewebes, an Gelenken, Gefäßwänden und in den Ausscheiduphantngsorganen. Wenn Sie also an Nieren-, Gallen- oder Blasenproblemen leiden, sollten Sie mal die Basen mehren, statt Spagetti zu verzehren.

Wenn Sie sich ausgewogen ernähren, genug Wasser trinken, jeden Tag 15 Minuten Gymnastik betreiben und dennoch Cellulite an den Oberschenkeln haben, bringen Sie zuallererst Ihren Säuren-Basen-Haushalt in Ordnung, damit alle Stoffwechselprozesse reibungslos funktionieren. Neben dem Elektrolyt-, Wasser- und Sauerstoffhaushalt ist der Säure-Basen-Haushalt eines der wichtigsten Regulationssysteme unseres Körpers. Er hilft, die Funktionen des Blutes zu erhalten und sorgt für die Aktivierung von Enzymen, freundlichen Bakterien und Hormonen. Das bedeutet: viel Obst und Gemüse essen, viel Wasser trinken und konzentrierte Kohlenhydrate meiden. Denn diese entziehen dem Körper Wasser. Das heißt nicht, dass sie nie wieder Hamburger, Spagetti oder Pizza essen dürfen. Nur die Menge an der Kleber-Kost ist problematisch. Viele haben das Gefühl, sie ernährten sich gesundheitsbewusst. Doch sie sind trotzdem übersäuert, schlaff und haben Cellulite.

Übrigens hilft Spirulina Säuren abzubauen, wenn Sie unter Stress stehen. Denn die Mikroalge enthält alle B-(Stress)Vitamine und Mineralien. Wenn Sie zu den Zeitgenossen gehören, die genauere Anleitung brauchen, empfehle ich Ihnen Jacky Gehrings Buch *BodyReset: Schluss mit Cellulite, Übergewicht, Haarverlust*, besonders wenn Sie unter Cellulite leiden. Ansonsten ist nicht nur in puncto Entsäuerung Halima Neumanns Buch *Stop Azidose, Allergien und Haarausfall* eine Fundgrube der Naturheilkunde.

Wir können den Alterungsprozess verzögern

Wieso altern wir überhaupt? Je älter wir werden, desto langsamer teilen sich unsere Zellen und der Stoffwechsel verlangsamt sich. Äußere Faktoren können ebenfalls zu raschem Altern beitragen, wenn etwa aggressive Sauerstoffatome gesunde Zellen im Körper zerstören. Diese sogenannten Freie-Radikale sind für Altersflecken verantwortlich, vergleichbar mit dem Rost am Auto. Die Haut wird fahl und faltig.

Wenn wir täglich nur eine halbe Stunde zügig gehen und uns vitaminreich ernähren, ist schon viel getan. Allerdings ist es in unserer heutigen chemisch-radiologischen Umwelt wichtig, den Körper noch mit Nahrungsergänzungen zu versorgen, die uns als Radikalfänger vor oxidativem Stress schützen. Doch sollten wir keinesfalls unkontrolliert Vitalstoffe einnehmen, sondern unsere Werte regelmäßig testen lassen. Zuviel Selen kann z. B. zu Magen-Darm- oder Seh- und Gedächtnisproblemen führen und macht sich durch einen Knoblauchgeruch im Atem bemerkbar.

Mit Gesundheit und Schönheit ist es wie mit der Altersvorsorge. Wer nicht frühzeitig zu investieren beginnt, für den bleibt auch nicht viel. Wir können die Pflege des Körpers mit der des Autos vergleichen. Alle Sünden werden gespeichert: Die Quittung erhält der Organismus bzw. der Fahrzeughalter früher oder später. Da mein verstorbener Mann und ich in Kalifornien mit klassischen Automobilen gehandelt haben, sahen wir eine ganze Menge abgetakelter Rostlauben. Doch wenn so ein Oldtimer regelmäßig gepflegt und vor Sonne und Salz geschützt wird, kann er noch fahren und glänzen wie am ersten Tag.

Apropos, die Trauer über meinen ganz plötzlich verstorbenen Mann konnte ich deshalb so gut in den Büchern *Über den Tod hinaus* und *Sad News* verarbeiten, weil er sie posthum mit mir schrieb bzw. viel Input gab. Wie meine hellsichtige Freundin sagte, würde Peter gern auch mit mir ein Buch über die Autohändlerzeit in Frankfurt und L.A. schreiben. Aber meine Zirbeldrüse muss wohl erst wieder etwas mehr angeregt werden. Das mag für einige meiner Leser jetzt befremdlich klingen. Aber viele Witwen und Witwer haben Kontakte zu ihren Lieben im Jenseits. Diese Zeit war einerseits nach 44 Jahren Gemeinsamkeit extrem schwer für mich. Andererseits waren die Momente, in denen ich die Anwesenheit von Peter spürte, auch beglückend. So am Geburtstag seines Bruders. Vielleicht hat Peters damals dreieinhalbjähriger Großneffe seine Anwesenheit auch gespürt, als er ganz spontan mein Handy nahm und ein Foto von mir machte. Hatte Peter ihm sogar die Anweisung dazu gegeben? Wer kennt schon alle Geheimnisse der Kleinen?

Viele Kinder haben in diesem Alter Kontakt zu Verwandten im Jenseits. Doch wenn sie sich mitteilen, denken Eltern oft, es sei ihrer Fantasie geschuldet. Und oftmals versuchen sie solche Äußerungen ihrer Kleinkinder zu unterdrücken, weil sie nicht wollen, dass es an die Öffentlichkeit kommt. Ich komme darauf, weil Moritz, der Enkel meines Bruders, ebenso wie sein Bruder Jonas in diesem Alter Kontakt zu diversen verstorbenen Verwandten hatten.

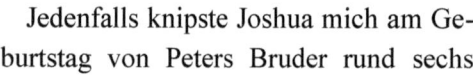
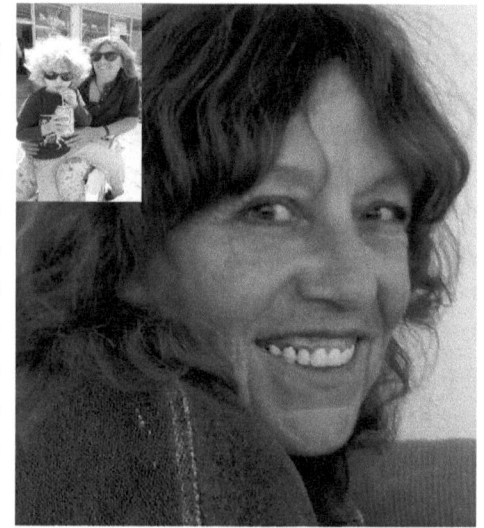

Jedenfalls knipste Joshua mich am Geburtstag von Peters Bruder rund sechs Wochen nachdem sein Großonkel Peter seine körperliche Hülle verlassen hatte. Und bezüglich der Glücksmomente durch Geisterleben: Wie Sie auf diesem Foto sehen können, schaue ich nicht gerade wie eine trauernde Witwe von 68 Jahren aus.

Übrigens wurde ich kürzlich gefragt, ob ich an einem Zahnfleischproblem leide. Doch noch kann ich kräftig in einen *Granny Smith* beißen, ohne Blutspuren zu hinterlassen. Mein ganzes Leben lang zeige ich beim Lachen jede Menge Zahnfleisch. Da es aber gesund ist, wenn die Ohren Besuch bekommen, und ich auf das Lachen keinesfalls verzichten will, werden meine Gegenüber und Sie, meine lieben Leser sich an diesen Anblick gewöhnen müssen.

Aber zurück zur möglichen Verzögerung des Alterungsprozesses: Natürlich hat das auch mit Pflege zu tun. Aber hauptsächlich gilt es, Säurebildung abzuwenden. Stress, Sorgen, Schlafmangel, zu viel Sonne, Rauchen, Alkohol, schlechte Ernährung ergo Vitalstoff-Mangel und zu wenig Bewegung speichern sich im Zellwasser.

Letzteres wird mit der Zeit sauer. Regelmäßiges Training ist genauso wichtig wie gesunde Ernährung, täglich rund 30 ml Wasser pro kg Körpergewicht, genügend Ruhepausen sowie Schlaf, frische Luft und Sonne. Allerdings zu viel Bewegung, wie bei extremer körperlicher Arbeit oder beim Hochleistungssport ist kontraproduktiv und bildet Stresssäuren. Es wäre ja so einfach, Ihrem Körper das zu geben, was er braucht, wenn da nicht immer so ein innerer Schweinehund lauern würde.

Aber Ihr Körper braucht keine das Immunsystem verdummende Impfung! Vor allem auch, weil in allen Impfstoffen jede Menge Gifte enthalten sind. Impfärzte verschweigen Ihnen gern, dass positiv getestete Patienten, die zum Gebären oder zum Schienen ihres gebrochenen Beines ins Krankenhaus kommen, sofort auf die Corona-Station verlegt werden, auch wenn sie keine Symptome haben. Ich rate daher gebärenden Frauen derzeit zur Hausgeburt mit Hebammen. Wir erfahren solch harsche Praktiken vom Whistleblower-Pflegepersonal.

Impfärzte verschweigen Ihnen auch, dass doppelt Geimpfte mehr ansteckend sind als Ungeimpfte. Und wie wird mit letzterer Minderheit umgegangen? Ich kann sie nur ermutigen, alles aufzuschreiben. Denn Millionen Videos von Medizinern, Juristen und Journalisten, die das Handeln der Regierungen hinterfragen, wurden gelöscht. Die verzerrten Berichte der regierungsfreundlichen Medien sind von Lügen durchsetzt. Kritische Wissenschaftler verlieren ihre Jobs. Richter, die nicht regierungskonforme Urteile sprechen, müssen Hausdurchsuchungen ertragen und Impf-Gegner werden als „gefährliche Sozialschädlinge" bezeichnet! Meine Bücher scheinen auch auf dem Scheiterhaufen gelandet zu sein. Sind wir wieder so weit? Haben wir nichts aus der Vergangenheit gelernt? 1933 Nazi-Diktatur, 1961 Stasi-Diktatur, 2021 Impf-Diktatur! Wann wird endlich ziviler Ungehorsam ausgeübt?

Dass Impfskeptiker keine Covid-Idioten sind, sondern informiert und wissenschaftlich gebildet können Sie hier erfahren:

https://www.aerzteblatt.de/studieren/forum/143655

Und wenn Sie mich fragen, warum ich immer von Krankheitsindustrie spreche und einen großen Bogen um Arztpraxen mache, Dr. med. Gerd Reuther, ehemaliger Chefarzt, heute Universitätsdozent und Facharzt für Radiologie, erklärt Ihnen die Irrungen der Medizin bis dato viel besser als ich aus medizinhistorischer Sicht. Ich wünsche Ihnen alles erdenklich Gute, vor allem, dass Sie gesund bleiben!

https://www.youtube.com/watch?v=OBPK1SaKowk

VI. REZEPTE AUS DR. MEYERS ZEIT NAHER GESUNDKÜCHE

Die Menschen haben heute immer weniger Zeit zum Kochen. Deshalb können Sie die folgenden Rezepte für zwei Personen alle in gut 30 Min. zubereiten. Die meisten sogar noch um vieles schneller.

Teelöffel	TL
Esslöffel	EL
Tasse	Ts.
Tropfen	Tr.
gerieben	ger.
gemahlen	gem.
klein (e/n)	kl.
groß (/n)	gr.
Messerspitze	Msp.

Antipasti-Teller mit Oliven-Paste

1 Ts. schwarze oder grüne Oliven mit
2 Knoblauchzehen   und
3 EL Olivenöl   pürieren

Zucchini-Scheiben, Paprikastücke und

2 geviertelte Schalotten   in etwas Olivenöl anbraten, mit
1 TL italienischen Kräutern   bestreuen; mit der Oliven-Paste in der Mitte und Pfeffer aus der Mühle anrichten. Dazu Dinkel-Brötchen reichen. Siehe Seite 107.

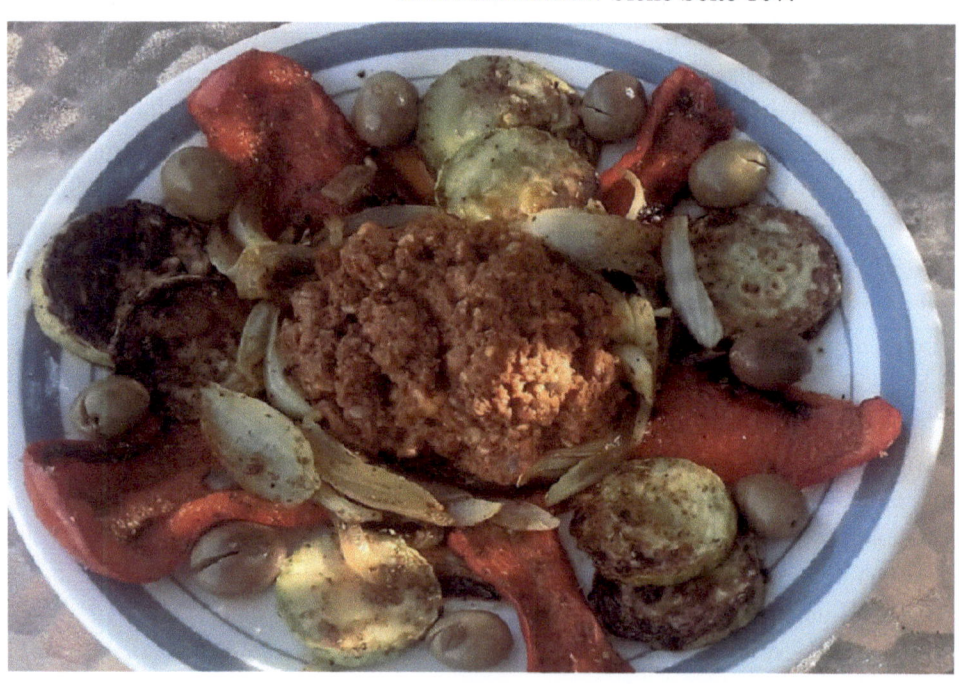

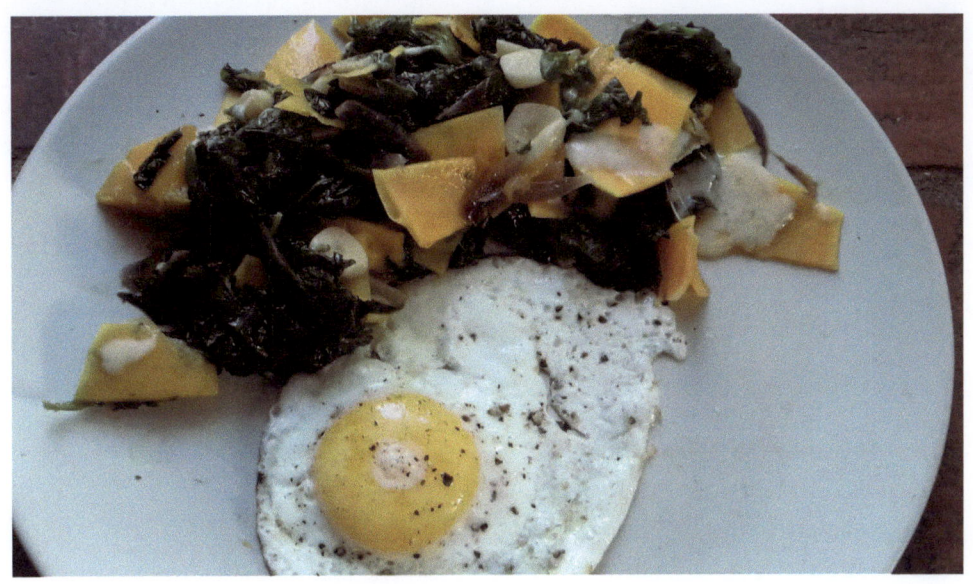

Butterkürbis mit Spinat & Spiegelei

1 rote Zwiebel	äußere Haut entfernen, vierteln, Längsstreifen schneiden; in
3 EL Olivenöl	und
einer Prise Salz	anschwitzen
3 Knoblauchzehen	Schale entfernen und kleinschneiden; dazu geben
250 g Kürbis	schälen, mit Gemüsehobel in Scheiben hobeln zufügen
2 Ts. Blattspinat	waschen und ebenfalls in Topf oder Pfanne geben
1 Bio-Ei	in der Pfanne braten, darüber 1Pr. Salz, Pfeffer aus der Mühle

Crêpe Marianne (vegan)

1 Ts. Dinkelmehl (630) oder Vollkorn	mit
1 gestr. TL Natron	und
1 Pr. Himalajasalz	gut mischen; dann erst
1 Ts. Dinkel-, Hafer- oder Mandelmilch	und
½ Ts. Wasser	zufügen und alles mit einem Schneebesen gut verrühren; in großer, flacher Pfanne
mit 4-6 EL jeweils gut erhitztem Rapsöl	ausbacken

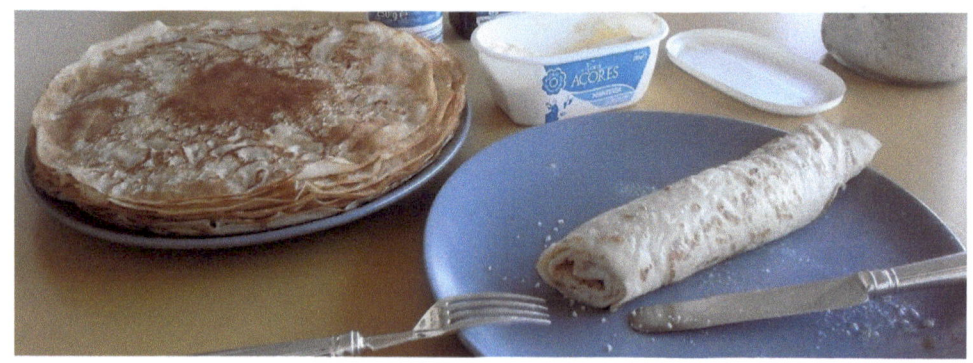

Dinkel-Brötchen mit Kürbiskernen

500 g	Dinkel-Mehl	mit
1 TL	Himalaja-Salz	und
1 TL	Natron	gut mischen

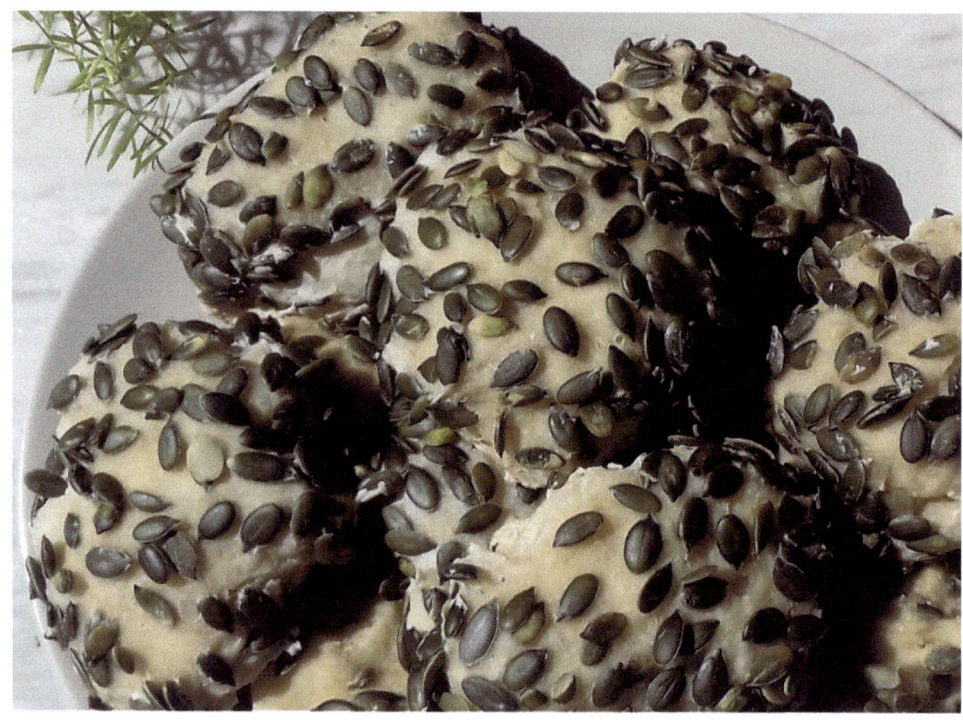

Erbsen mit Süßkartoffeln

1-2 Zwiebeln	mit
3 EL Oliven-oder Rapsöl	in einer Pfanne auf kleiner Flamme anschwitzen
2-3 Knoblauchzehen	in Scheiben schneiden und zufügen
1 große Süßkartoffel	schälen, in Scheiben schneiden und zusammen mit
3 EL Wasser	zufügen; nach 5 Min.
1 Ts. Bioerbsen	gefroren, dazugeben und noch 2 Min dünsten, dazu je je Lachsforelle reichen. Siehe Seite 69

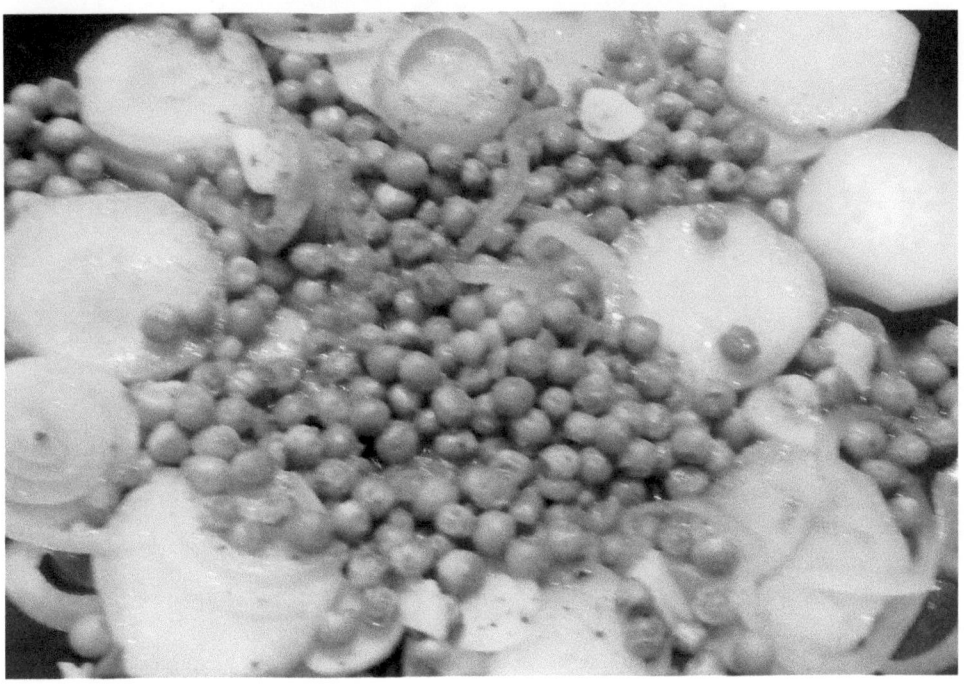

Frischkäse-Salat mit Dinkel-Fladenbrot

1½ Ts Dinkel-Mehl	mit
½ TL Himalaja-Salz	und mit so viel
Wasser	mischen, dass ein flüssiger Teig entsteht. 4 Chapatis ausbacken
½ Kopf Romanasalat	klein zupfen

100 g Ziegenfrischkäse
2-3 Champignons   in Scheiben schneiden
1 Tomate,   kleinschneiden
3 Stängel Petersilie   mit
2 EL Oliven- oder Leinöl mischen und nach Belieben würzen.
                         Sie können natürlich auch jeden anderen Salat wählen.

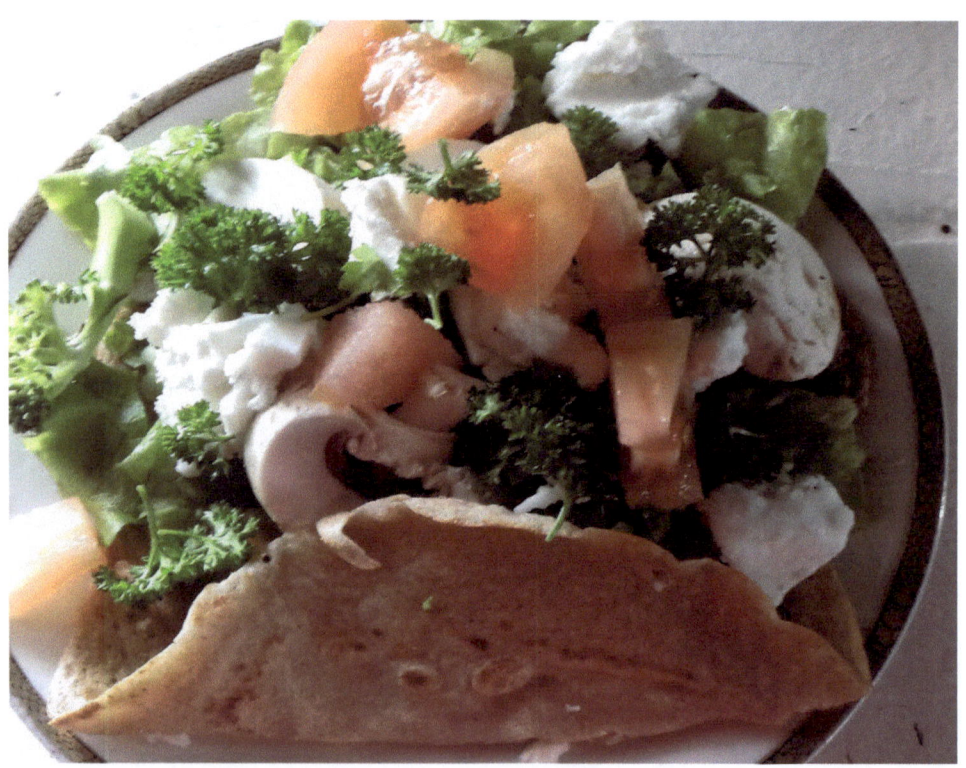

Frischkost-Quark

250 g Magerquark   mit
3-4 EL Leinöl   und
250 g saisonales Gemüse kleinschneiden
                         Je nach Geschmack können Sie mit etwas Salz, Pfeffer,
Basilikum, Petersilie, Kurkuma, Ingwer oder Minze abschmecken; mit Baguette
servieren; Sie können statt Gemüse saisonales Obst mit Honig verwenden

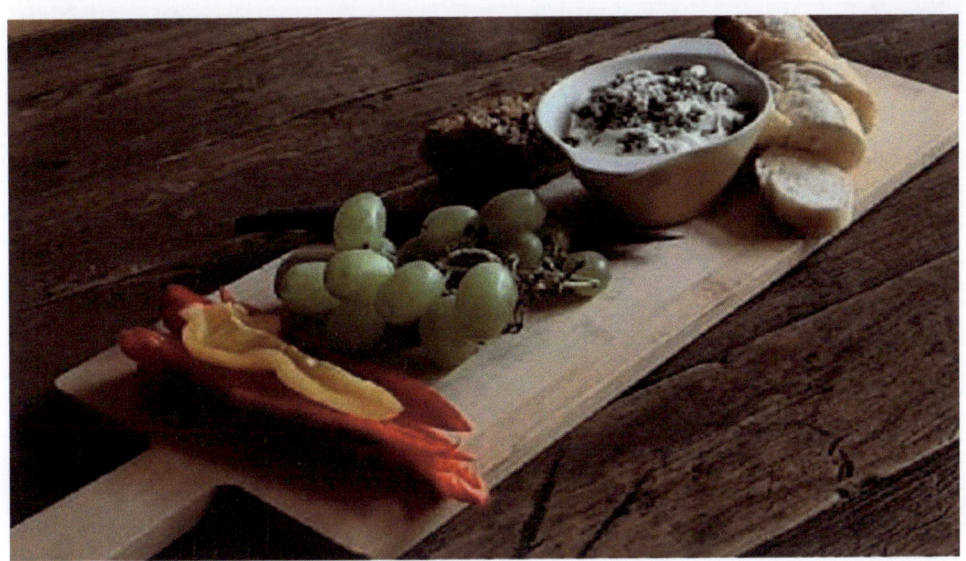

Gemüsekuchen

2 Ts. Dinkelmehl	mit
1 TL Salz	und
1 geh. TL Backpulver	vermischen
1 EL gem. Leinsamen	in 4 EL Wasser eingeweicht, mit dem Mehl,
3 EL Olivenöl	und
5 EL Mandelmilch	alternativ Kokos- oder Hafermilch und
	zu einem glatten Teig verarbeiten
250 g Mischgemüse	nach Wahl und
1-2 Zwiebeln	in
3 EL Olivenöl	dünsten, nach dem Abkühlen mit
4 EL Leinsamen	gemahlen und in ½ Ts. Wasser eingeweicht andicken
200 g saure Sahne	oder saure Sahne aus Mandeln, Zitrone und Kokosöl und
200 g Bio-Jogurt	alternativ veganer Jogurt mit
1 EL Speisestärke	alternativ 1 TL Flohsamenschalenpulver und
Salz und Pfeffer	vermengen; den Teig zu einer runden Platte ausrollen;
	Boden und Rand der Ringform mit
3 EL Oliven-/Kokosöl	einfetten und mit dem Teig auslegen; bei ca. 170 °C ca. 30
	Minuten backen

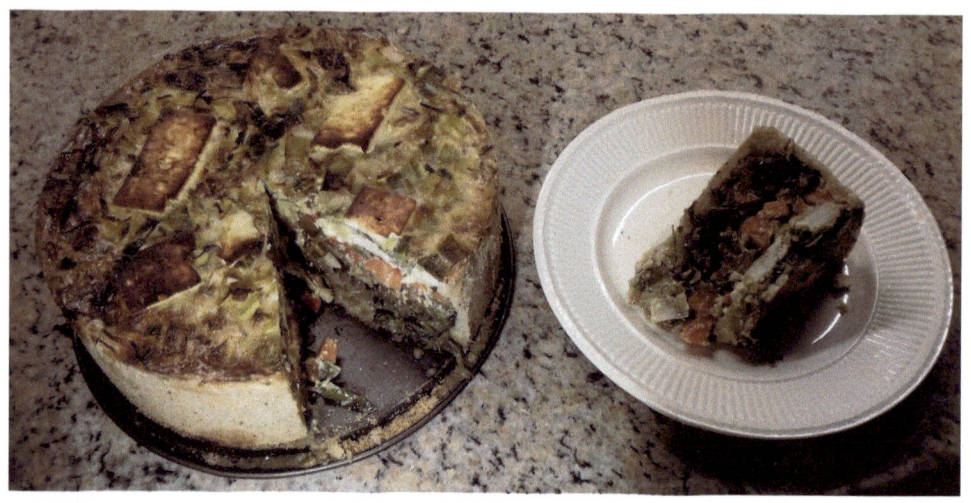

Gemüsepfanne mit Pilzen und Süßkartoffeln

1-2 Zwiebeln	mit
3 EL Oliven- oder Rapsöl	anschwitzen, also gelb werden lassen
2-3 Knoblauchzehen	oder Ingwer in Scheiben schneiden zufügen
1 gr. Süßkartoffel	bürsten und mit Schale in Scheiben dazugeben
5-6 Champignons	waschen, schneiden, zufügen
1 Tomate und 50 g Rucola	alternativ Spinat kleinschneiden, zufügen und mit 3-4 EL Wasser 8 Min. auf kleiner Flamme garen

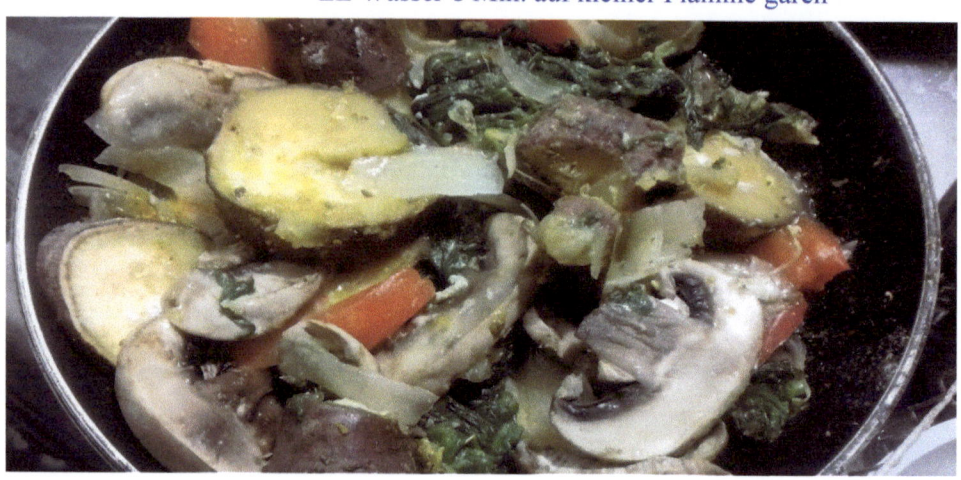

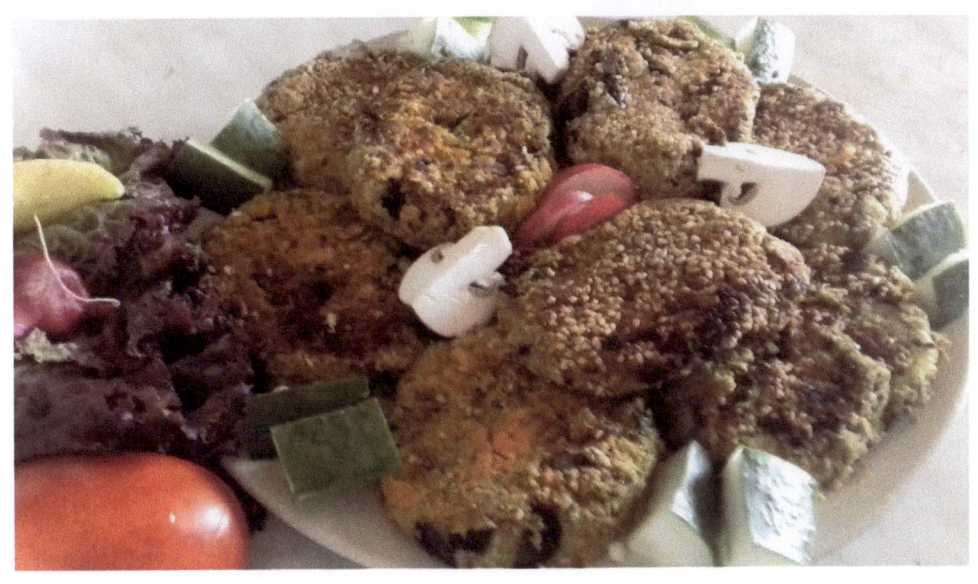

Guacamole mit Hüttenkäse

2 reife Avocados	mit der Gabel in einer Schüssel zerdrücken
200 g Hüttenkäse	darunter heben; den Saft

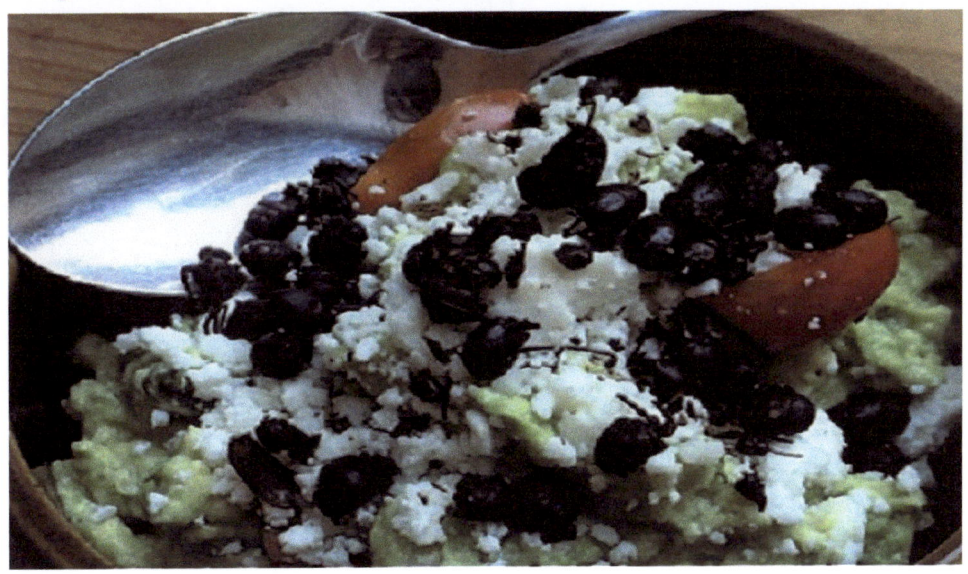

½ Zitrone oder 1 Limette	mit
2 Knoblauchzehen	(gerieben, gepresst oder sehr fein geschnitten) und
¼ TL Cayennepfeffer	verrühren und untermischen
1 Tomate	kleinschneiden und zusammen mit
½ Ts. schwarze Oliven	über der Guacamole verteilen; dazu schmecken Bio-Mais-Nachos, ausnahmsweise auch mal gekaufte

Kichererbsen-Frikadelle

1 Ts. Kichererbsen (Dose)	mit in ½ Ts. Wasser 15 Min. eingeweichten
2 EL Leinsamen	zusammen mit
2 EL Olivenöl	
1 roten Zwiebel	achteln
1 TL Senf	oder Senfpulver; je
½ TL Ingwer-, Koriander-, Kurkuma- u. Currypulver	und
6-8 schwarze Oliven	im Mixer pürieren
2 Karotten	raspeln hinzufügen; die ganze Masse mit
2 EL Dinkel- oder Hafer-Mehl	vermengen; mit
Kräutern, Salz, Pfeffer	abschmecken (Meer- oder Himalaja-Salz) Küchlein formen und in Öl ausbacken

Kohlrouladen mit Sojagranulat

4 EL Sojagranulat	in
1 Ts. Gemüsebrühe	(1 Gemüsebrühwürfel oder 1 TL gekörnte Brühe)
1 EL Leinsamen	
4 EL Sojasauce	
1 rote Zwiebel	fein gewürfelt
1 TL Senfpulver	
¼ TL Cayennepfeffer	
2 EL Olivenöl	10 Min. einweichen; in der Zwischenzeit Blätter von einem
½ Wirsing/Weißkohl	6-8 Min. in kochendem Wasser garen

Kleine Häufchen vom Sojateig auf die ausgelegten Kohlblätter verteilen, zusammenrollen und mit einem Zahnstocher befestigen. Ca. 20 Min. bei 180° mit Käse überbacken.

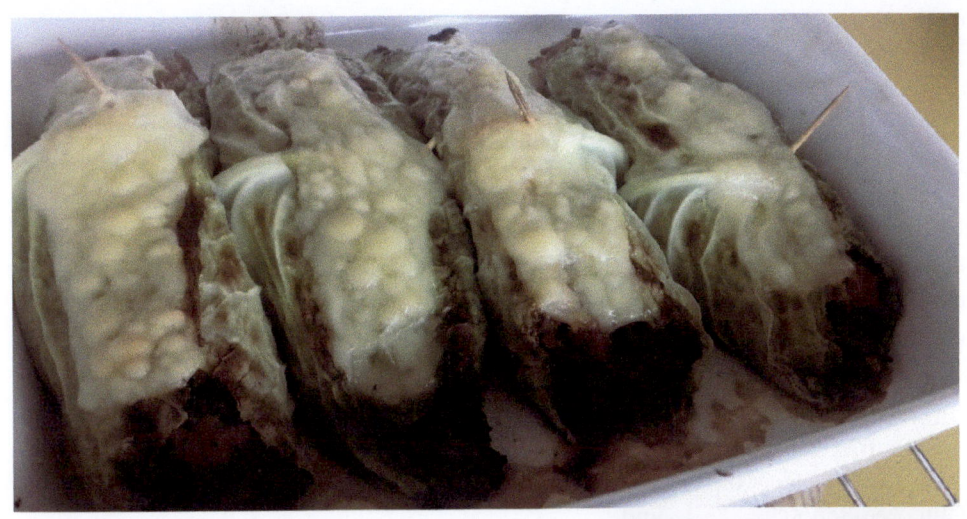

Kraut-Ziegenkäse-Buletten

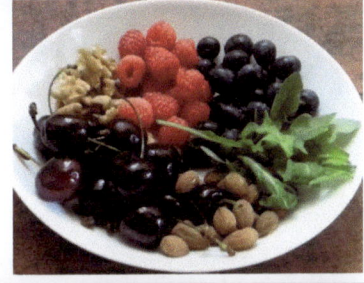

2 EL gem. Leinsamen in ½ Ts. Wasser einweichen
½ Spitzkohl   rutscheln, waschen
1 rote Zwiebel   reiben
100 g Ziegen-Feta   zerkrümeln
½ Tasse Oliven
2 EL Mehl oder Haferflocken

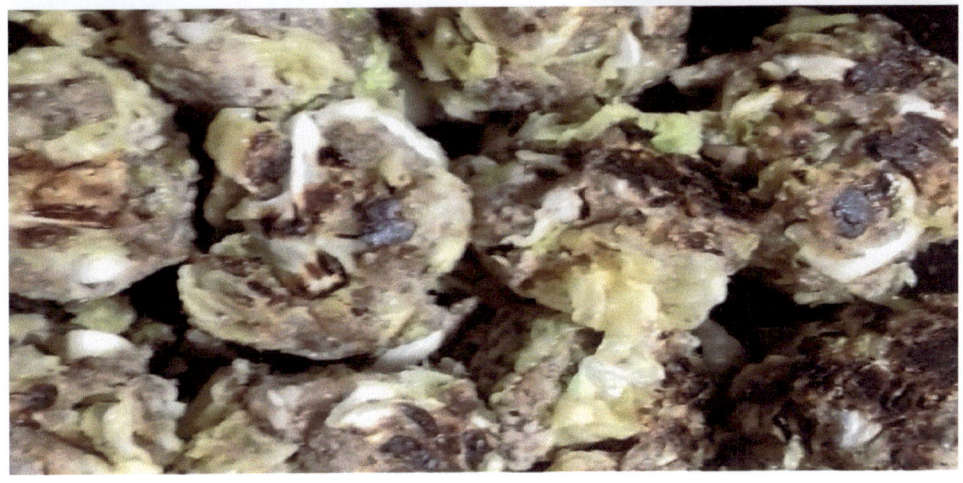

4 EL Oliven- oder Rapsöl und
1 Pr. Cayennepfeffer   mit dem Leinsamen u.
                              allen Zutaten zu einem
                              Teig verarbeiten, Buletten formen und in der Pfanne von
jeder Seite 3 Min. anbraten. Noch schneller geht es, wenn Sie statt Spitzkohl Sauerkraut verwenden.

Übrigens: Vor jedem gekochten Gericht esse ich entweder einen FrischkostSalat oder
einfach ein paar Beeren und Nüsse. Durch die Nahrungsenzyme wird die Bauchspeicheldrüse in ihrer Funktion, Verdauungsenzyme zu produzieren, entlastet. Das Kochen der Nahrung zerstört die Enzyme.

Lachsfilet mit Chicorée

2 Lachsfilet-Stücke   leicht gesalzen, in einer Pfanne mit
3 EL Oliven- oder Rapsöl   anbraten; vier kleine oder zwei große
Chicorée-Schoten   und
2 dünne Süßkartoffeln   schälen, schneiden, zufügen und mit etwas heißem
                             Wasser 8 Min. auf kleiner Flamme dünsten; mit
Ingwer und Pfeffer   aus der Mühle oder Kräutern Ihrer Wahl würzen

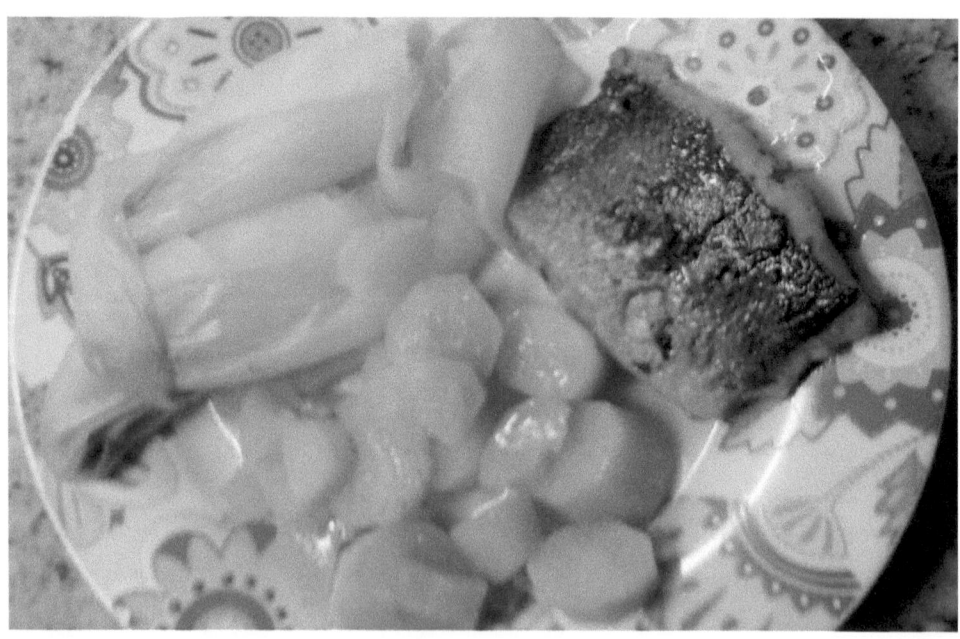

98

Lachsforelle mit Chicorée

2 Lachsforellen	waschen, trocken tupfen, leicht salzen und in
3-4 EL Olivenöl	beidseitig 2 Min. anbraten, etwas Wasser oder Weißwein und
2 gr. Chicorée	zufügen und 10 Min. bei kleiner Flamme dünsten; nach Belieben
80 g Ziegenkäse	in Scheiben geschnitten über den Chicorée verteilen

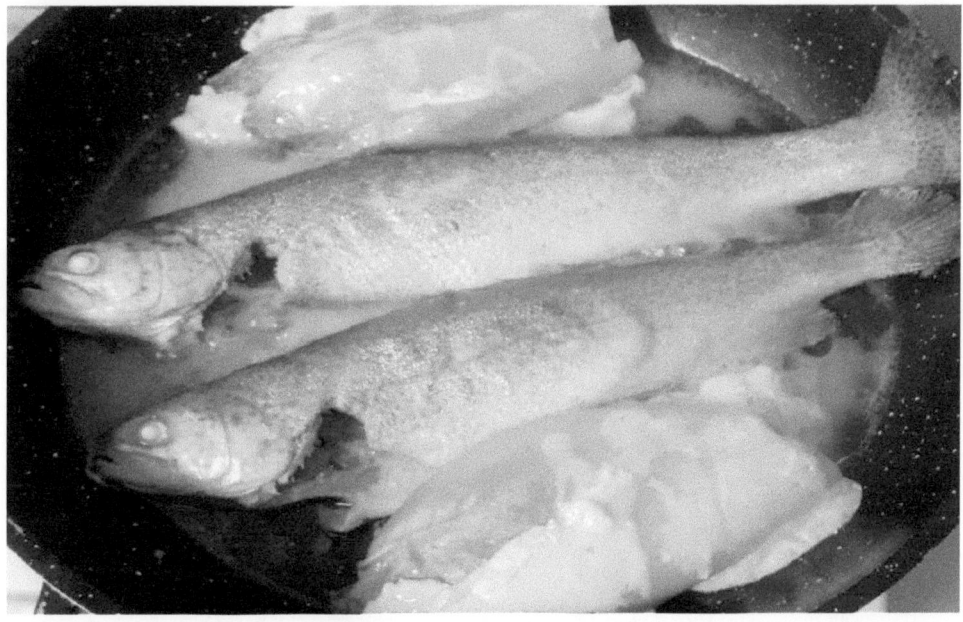

Ich werde oft gefragt, wieso ich so viel Lachs esse. 1-2-mal pro Woche esse ich Fisch. Meist Lachs oder -forelle. Das kommt daher, dass Astaxanthin als stärkstes Antioxidans gilt und Lachs- und Lachsforellenzüchter die Rotalge Haematococcus pluvialis verfüttern, damit die Fische eine schöne rote Farbe bekommen. Und ich esse eben lieber mal Lachs statt immer nur Astaxanthin-Kapseln einzunehmen.

Mangold, Kürbis & Käsebrötchen

1 Zwiebel	in Scheiben schneiden, anschwitzen
2 Knoblauchzehen	gepresst dazugeben
150 g Mangold	waschen, zufügen
150 g Kürbis	waschen, schälen, in Scheiben zufügen, 8 Min.dünsten;

für den Brötchenteig

2 Ts. Dinkel-Mehl (630) mit
1 TL Himalaja-Salz
1 TL Natron   und
100 g   Krümel-Käse mischen und mit 1 Ts. Wasser zu einem
                      Teig verarbeiten; Kugeln formen, diese mit der Oberseite
in Krümel-Käse tauchen und auf ein Backblech oder in eine tiefe Pfanne mit Deckel
setzen und ca. 25 Min. bei 150° bzw. auf kleiner Flamme backen. Sie können auch
noch Knoblauch-Scheiben oben auflegen oder ger. Knoblauch zum Teig geben.

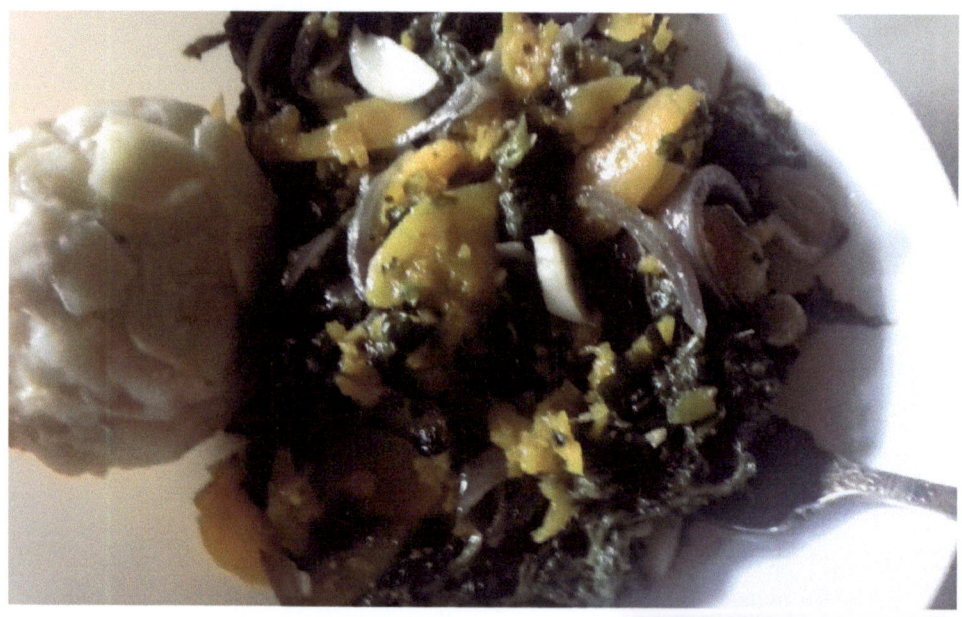

Matjes-Frischkost-Teller

2 Matjes-Filets   mit
1 Handvoll Ruccola   gewaschen
3 Scheiben Rote Bete, geschält
Sauerkraut u. a. Frischkost   Ihrer Wahl, dazu

ein Vollkornbrötchen.

Ich liebe diese jungfräulichen Heringe und esse sie
zu jeder Tageszeit gern; in meinen Jugendjahren

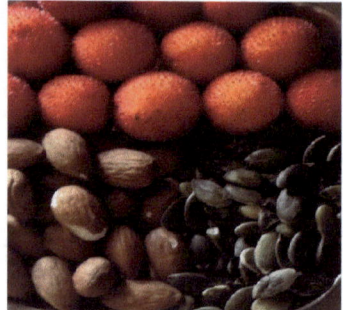

Vor jeder gek. Speise Rohkost (Enzyme)!

100

auch mal als Kater-Frühstück. Die Holland-Matjes sind besonders mild und kaum salzig. Angeblich soll Matjes sich vom niederländischen Wort für Mädchen „Meis-je" ableiten.

Paprika-Curry mit Reis

1 Zwiebel	fein würfeln; in einer tiefen Pfanne in
2-3 EL Kokosöl	anschwitzen
2-3 Knoblauchzehen	reiben oder durch die Presse drücken und zufügen
1-2 Paprikaschoten	in Streifen schneiden und dazugeben
200 g Champignons	in Scheiben schneiden, zufügen, 8 Min. dünsten
2 TL Currypulver	
1 TL Paprikapulver süß	und
3 Stängel Petersilie	gehackt, in etwas Kokosmilch anrühren; mit
1 Ts. Kokosmilch	auffüllen und in die Pfanne geben; kurz aufkochen und vom Feuer nehmen.
1½-2 Ts. Wasser	in tiefer Pfanne zum Kochen bringen
1 Ts. Basmati-Reis	dazugeben und bei kleiner Flamme ca.20 Min. garen; je weniger Wasser Sie nehmen desto mehr wertvolle Nähr-

stoffe bleiben erhalten. Denn beim Kochen lösen sie sich aus dem Reis und landen im Wasser. Lieber mit Temperatur und Zeit taktieren, als Nährstoffe zu verlieren!

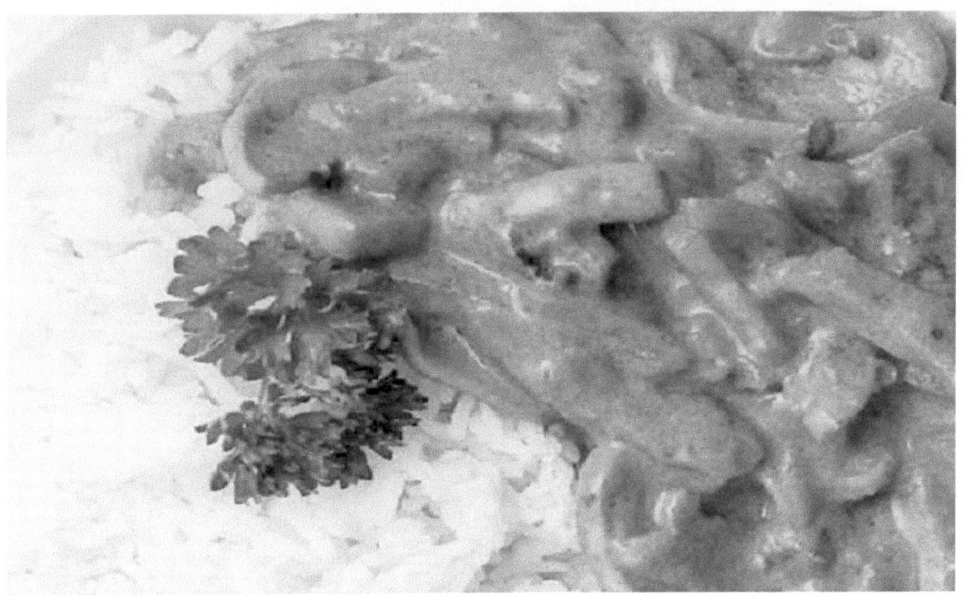

Pizza *American Style*

1 ½ Ts. Dinkel-Vollkornmehl	mit
½ TL Himalaja-Salz	und
½ TL Natron oder Backpulve	gut vermischen
1 Ts. Lauwarmes Wasser	und
2 EL Olivenöl zufügen	und rasch zu einem geschmeidigen Teig verarbeiten.

Für den Belag etwas Tomatenmark mit Wasser und Oregano oder einer italienischen Kräutermischung verrühren und auf dem Pizzateig verteilen, darüber Käse und Belag Ihrer Wahl. Sie können den Teig natürlich auch auf italienische Art, also dünner zubereiten. Bei 180° ca. 20 Min.backen. Ich backe oder gare meist nach Geruch. Sobald es anfängt gut zu riechen, ist das Gericht in der Regel essbar.

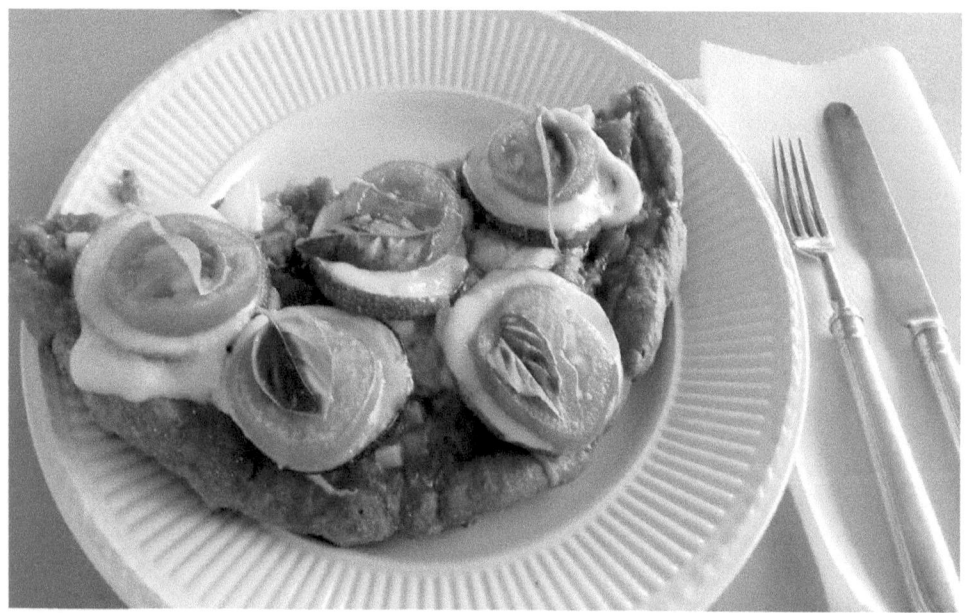

Rettich-Bratlinge

2 EL Leinsamen	in 8 EL Wasser einweichen; alternativ 2 Eier
½ Rettich	schälen, raspeln, mit
½ TL Salz	mixen, 8 Min. ziehen lassen
1 kleine rote Zwiebel	in kleine Würfel schneiden

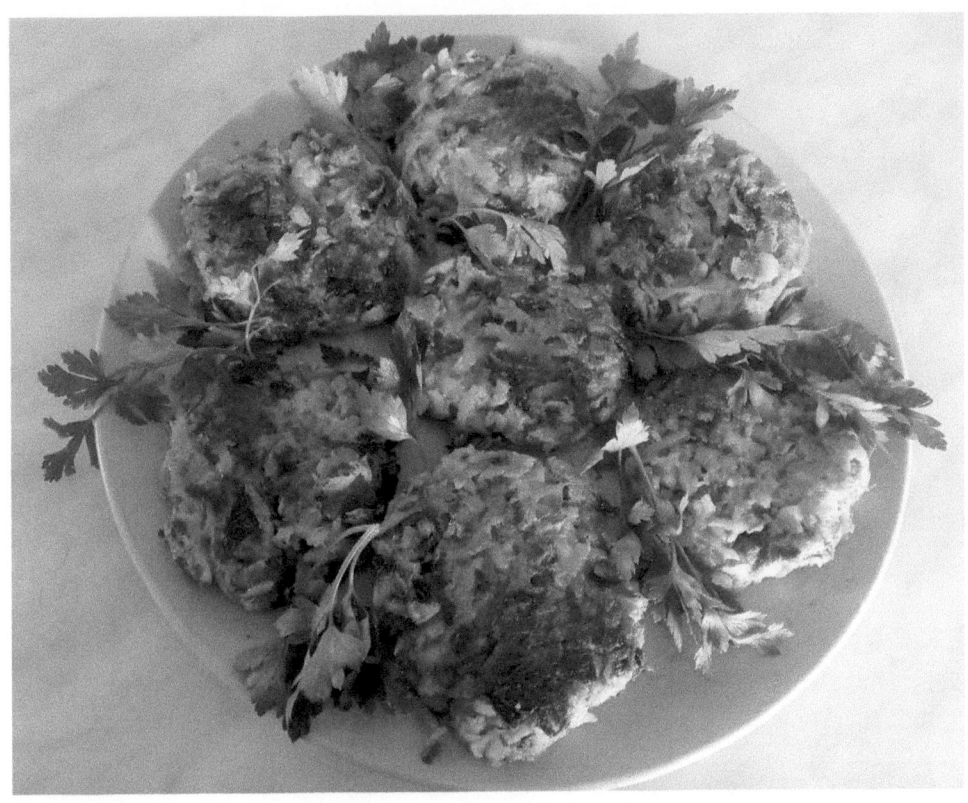

½ Bund Petersilie	waschen, kleinschneiden
4–5 Kartoffeln	schälen, reiben, in einem Tuch ausdrücken und mit dem ebenfalls ausgedrückten Rettich in eine Schüssel geben
3 EL Dinkel-Mehl	und die Petersilie sowie etwas Salz,
1 Msp. Muskatnuss	gerieben und
Pfeffer aus der Mühle	dazugeben, gut mischen, Teig mit großem Löffel in heißes Rapsöl geben, zu Bratlingen formen und von beiden Seiten backen.

Salat über gebackenem Ei

2 Scheiben Brot	toasten oder in der Pfanne rösten
2 Bio-Eier	nach Belieben braten; auf das mit Olivenöl oder Butter bestrichene Brot legen; mit Gurken- und Tomatenscheiben belegen

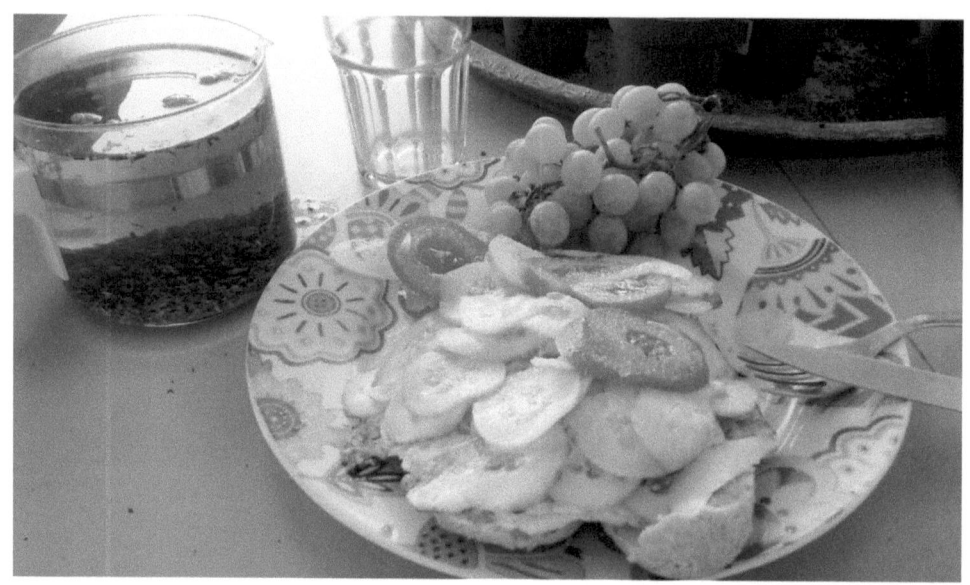

Sauerkrautbrot

2 Ts. Dinkelvollkornmehl mit

1 Ts. Sauerkraut

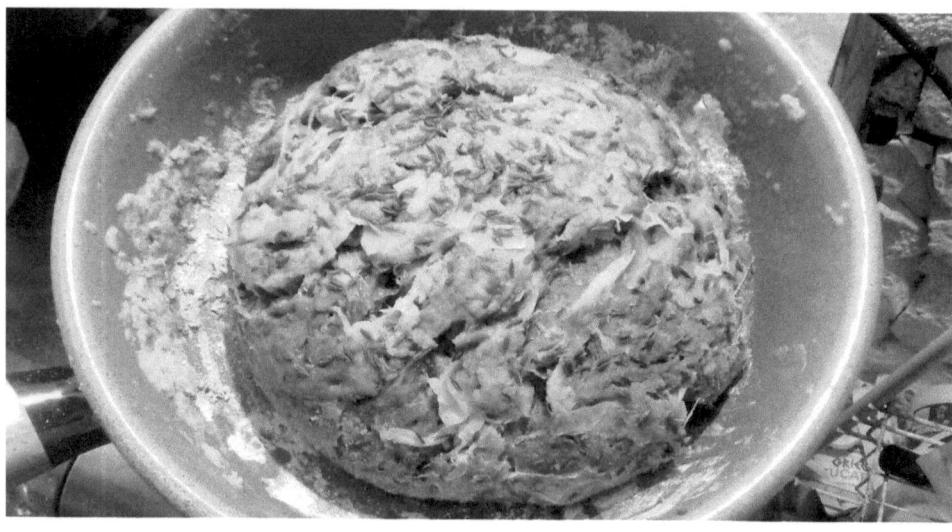

1 EL Kümmel	
1 TL Salz	
1 TL Natron	gut mischen
2 EL Apfelessig	und so viel Wasser zufügen, dass ein geschmeidiger
	Teig entsteht. Kugel formen und in eine mit Mehl bestäubte
	Kasserolle oder hohe Pfanne mit Deckel füllen; mit
1 EL Kümmel	bestreuen; auf kleiner Flamme ca. 35 Min. backen

Shiitake-Pilze mit Süßkartoffeln und Spinat

2 Ts. Blattspinat,	
2 Ts. Shiitake-Pilze und	
1 gr. Süßkartoffel	(gut waschen; ggf. bürsten) in etwas Wasser und
½ Gemüsebrühwürfel	auf kleiner Flamme 8 Min. garen; mit
2 EL Bio-Olivenöl	und Gewürzen Ihrer Wahl abschmecken; als Schonkost

brau chen Sie keine Gewürze mehr; ansonsten brate ich vor-
ab eine   rote Zwiebel und 2 Knoblauchzehen in Scheiben geschnitten in Oliven-
oder Rapsöl an und füge danach erst die o. a. Zutaten zu; meist esse ich vor gekochten Gerichten Papaya und Nüsse, also Nahrungsenzyme für eine bessere Verdauung und zur Schonung der Bauchspeicheldrüse.

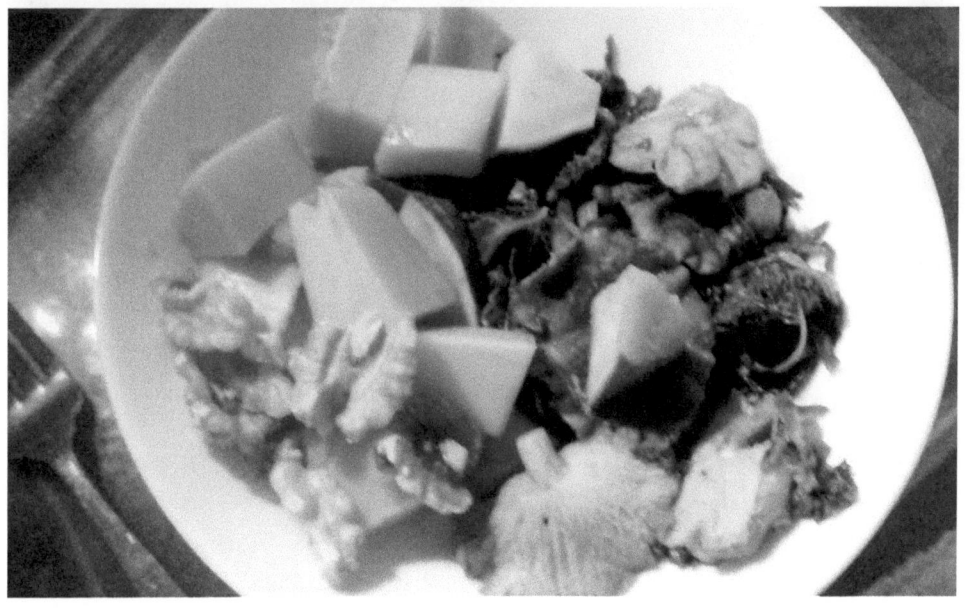

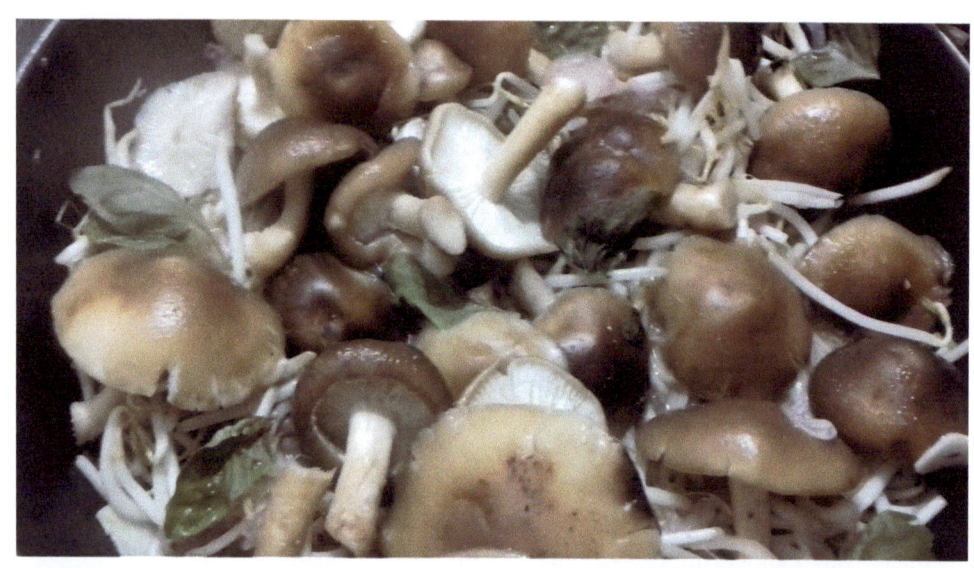

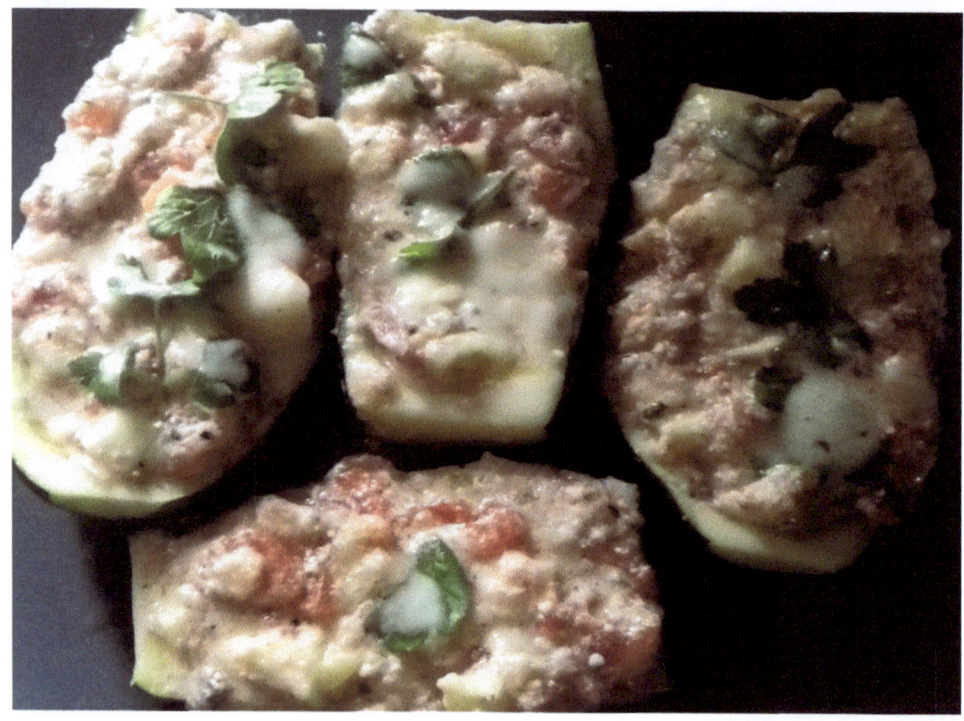

Shiitake-Pilze mit Mungosprossen

1 Zwiebel	in Scheiben schneiden, anschwitzen
2 Knoblauchzehen	gepresst dazugeben
200 g Shiitake-Pilze	waschen und zufügen
100 g Mungosprossen	waschen und unterheben; mit
1 TL Kurkuma	und/oder Ingwer und
frischen Kräutern	Ihrer Wahl abschmecken; dazu Basmati-Reis reichen

Zucchini-Schiffchen

2 Zucchini	gut waschen; Strunk entfernen und der Läge nach halbieren; mit
	1 EL das Kerngehäuse entfernen und ausschaben, kleinschneiden
1 große Zwiebel	fein würfeln
1 Tomate	schälen und fein würfeln
3 Knoblauchzehen	sehr fein würfeln oder reiben bzw. durch die Presse drücken; mit
200 g Ziegenkäse	(Frisch-, Weich-oder Krümel-Käse) mischen; mit
Salz und Pfeffer	aus der Mühle und Kräuter Ihrer Wahl abschmecken; in die Schiffchen füllen und 25 Min. bei Mittelhitze backen

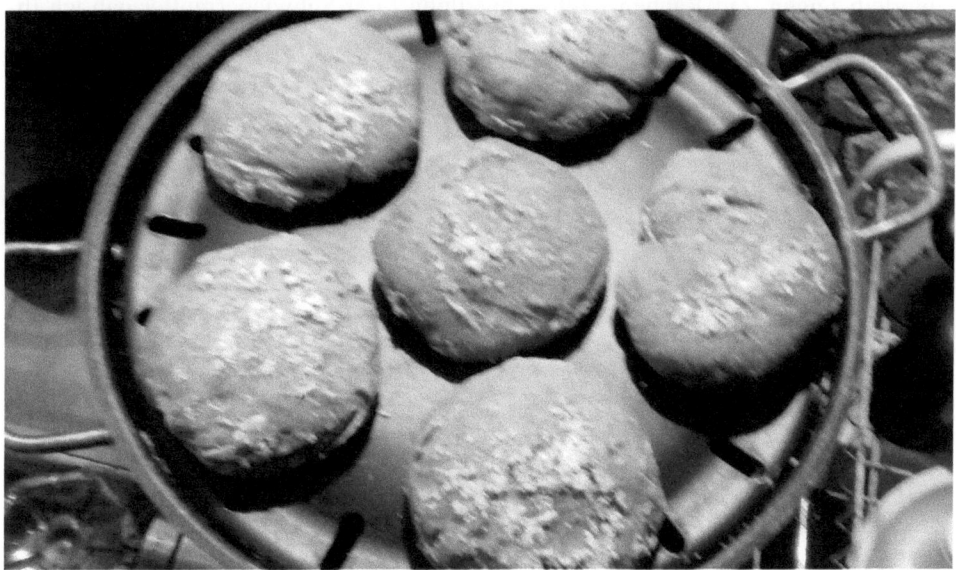

Diese Dinkelbrötchen aus 630er Mehl können Sie in 30 Minuten genießen. Ca. 2 ½ Tassen Mehl mit 1 gestr. TL Salz, 1 geh. TL Natron, 3 EL Apfelessig und ca. 1 Tasse Wasser zu einem Teig verarbeiten; 6 Brötchen formen und bei ca. 160° 25 Min. Hier in italienischer Pfanne 25 Min. auf kleiner Flamme.

Schlussbemerkung und Danksagung

Die sogenannten Zufälle häufen sich wieder einmal. Hat es damit zu tun, dass ich mich in der Schlussphase befinde, ein Buch fertigzustellen? Oder dass sich der Todestag meines Vaters am 1.10. 2021 zum 23. Mal jährt oder seine Mutter am 5.10. 119 Jahre alt geworden wäre. Werden wir je auf dieser Bewusstseinsebene ergründen, was diese Synchronizität zu bedeuten hat? Am 1.10. überlegte ich, was ich in die Schlussbemerkung schreiben könnte. Am 2.10. bekam ich von Hans Würtz eine E-Mail, in der er mir schrieb, dass sein Nachbar ihn vor zwei Monaten fragte, was er machen könnte. Seine 13 Jahre alte kleine Hündin hatte Unterleibskrebs. Die Geschwülste konnte man fühlen und sehen. Mercedes war sehr schwach und der Tierarzt meinte, dass sie maximal noch 10 Tage zu leben hätte.

Hans sagte zu seinem Nachbarn: "Legen Sie in den Schlafkorb der kleinen Mercedes die Hartferritplatte von 15 cm x 10 cm x 2 cm, die ich Ihnen vor Jahren gegeben habe. Über den Magneten legen sie eine Decke, damit die Hündin nicht so hart aufliegt. Die flache Magnetplatte muss mit dem physikalischen Südpol zu ihrem Unterleib zeigen. Zur Rachen-Krebsbehandlung Ihrer Schwiegermutter gab ich Ihnen vor 15 Jahren einen meiner Magnetpulser, der nach dem Pulsschema gemäß Dr. Robert C. Beck arbeitet. Ihre Schwiegermutter wurde geheilt und ist jetzt 90 Jahre alt. Diesen Magnetpulser setzen Sie täglich auch bei der kleinen Mercedes im Unterleibs-Bereich ein."

Am 5. Oktober traf Hans seinen Nachbarn wieder und fragte ihn: "Wie geht es Ihrer kleinen Hündin?" Er sagte: "Mercedes ist quietschfidel und tollt mit dem großen Hund häufig herum. Von Krankheit keine Spur mehr!"

Und weiter erklärt Dipl.-Ing. Johann Würtz:

"Jede Handbewegung, jeden Schritt den wir machen, funktioniert nur mit Strom. Genauso jeder Gedanke, den wir fassen. Die Funktionsabläufe der Organe sind ohne Strom und natürlich Magnetismus undenkbar.

Was ist Chemie? Was ist Bio-Chemie? Es ist Elektronen-Physik!

Magnetische Anwendungen sind Elektronspin-Anwendungen mit ihren links- und rechtsdrehenden Torsionsfeldern und reichen damit auch in den Bereich der transzendenten Informationsebene (nix Esoterik). Sie sind Teil der MAGNETO –

ELEKTRISCHEN MEDIZIN (MEM) und werden wahrscheinlich die zukünftige Medizin aus gesundheitlicher, therapeutischer, politischer und sozioökonomischer Sicht verändern. Es wird einen langsamen, aber stetigen Wechsel von der Medikation mit chemischen Stoffen zu preiswerten, nebenwirkungsarmen bzw. nebenwirkungsfreien und stofffreien Behandlungsmethoden erfolgen. Letztendlich werden alle Bereiche der Medizin einen Paradigmenwechsel erfahren, einschließlich der Neurologie, Psychiatrie und der Behandlung von Suchterkrankungen sowie von Sexualstraftätern. Hier eröffnet sich ein sehr breites Feld, das dringender Forschung bedarf".

Wenn Sie mehr darüber wissen wollen, besuchen Sie einfach die Webseite des Dipl.-Ing. Johann Würtz:

wuertz-systeme.jimdo.com/2018/08/23/elektromagnetische-wellen

Übrigens, wenn Sie meine Webseite erreichen wollen, ist es nun auch notwendig marianne-e-meyer.jimdo.com einzugeben. Denn vor meinem Urlaub hatte ich den Transfer zu einem günstigeren Webmaster in Auftrag gegeben. Als ich aber von Frankreich zurückkam, ging marianne-e-meyer.com nicht mehr. Da ich in diesem Quartal mehr Bücher verkaufte, als zuvor, spare ich die Kosten.

Apropos Buch, in diesem geht es auch um magnetoelektrische Medizin, noch viel ausführlicher allerdings in *WASSER VERBINDET DIE WELTEN*. Ein Durchbruch in der medizinischen Diagnostik und Therapie ist gelungen. *GESUND OHNE MEDIKAMENTE* informiert Sie über die Kommunikation der Zellen und wie sich Ihnen

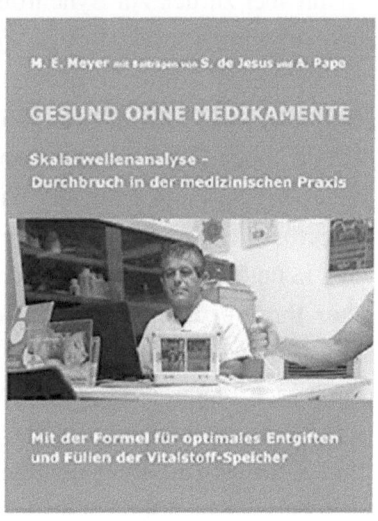

via magnetischer Skalarwellen ungeahnte Heilungschancen eröffnen. Es ist möglich, die biologische Uhr zurückzudrehen. Das Ergänzen mangelnder Mikronährstoffe und eine entsprechende Umstellung der Ernährung stehen am Anfang der Verjüngungskur.

Bereits Anfang der 70er Jahre entwickelte Russland die **Skalarwellen-Analyse** zwecks Überwachung des Gesundheitsstatus ihrer Kosmonauten im Weltall. Dort, in Israel und den USA ist das epochale Gerät, das mit Skalarwellen funktioniert, die Nikola Tesla vor mehr als hundert Jahren entdeckte, schulmedizinisch anerkannt. Und zwar zur Früherkennung von Krankheiten und zur Verlaufskontrolle von Therapien. Rund 200 Parameter, auch alle Blutwerte und Schadstoffe im Körper oder Allergien lassen sich in ca. 1½ Minuten messen, ohne Blutabnahme oder langwierige diagnostische Maßnahmen.

An dieser Stelle möchte ich Sie auf den vom Jupiter-Verlag, Schaffhausen/CH veranstalteten Kongress "Kosmische Energie in Technik und Heilung" aufmerksam machen. Er findet am 28./29. Mai 2022 in Graz statt. Siehe: www.jupiter-verlag.ch/kongresse

Nun aber zurück zur Synchronizität: Geht es Ihnen nicht auch manchmal so, dass sich auf einmal merkwürdige *Zufälle* häufen. Oder Sie es plötzlich eilig haben, irgendwohin zu kommen. Sie treffen dann eine Person, die sich sonst nie zu diesem Zeitpunkt an diesem Ort aufhält und es kommt heraus, dass sie gemeinsame Bekannte haben. Oder sie kommen mit Ihnen ins Gespräch und merken, dass sie Probleme haben, Hilfe brauchen, Ihnen einen guten Tipp geben, Sie in irgendeiner Art weiterbringen. Wir werden vermutlich via Telepathie geleitet. Tiere übrigens auch. Das könnte Ihnen meine Cousine Heide Bayer bestätigen, wenn Sie z. B. etwas über Ihre verschwundene Katze erfahren wollen (Tel. +49 6271-8098890, 151-17836101 an-edelstein@web.de). Achten Sie künftig besser auf solche Führungen. Sie zeigen Ihnen, dass Sie nie alleine sind. Wenn Sie sich leiten lassen und Menschen, die Ihnen begegnen, als Gelegenheit zur Weiterentwicklung betrachten, befinden Sie sich auf dem richtigen Weg. Denn wenn es Zeit für Sie ist, etwas zu lernen, befindet sich Ihr Lehrer schon bald in Ihrer Nähe.

Allerdings verstehe ich nicht immer, wie mich mitunter sehr merkwürdige Erfahrungen weiterbringen sollen. Am 9.10. z. B. hatte ich plötzlich das Gefühl, mein verstorbener Mann sei anwesend. Ich sagte: Peter, bist du da? Aber es passierte nichts. Eine hellsichtige Freundin sagte mir vor einiger Zeit, Peter bedauert, dass du ihn nicht hörst. Ja, vielleicht sollte ich mal wieder eine längere Fastenkur machen. Am 10.10.2021 wachte ich um kurz vor 6 Uhr auf und plötzlich leuchtete mein Handy in der Dunkelheit auf. Aber es war abgeschaltet! Erst dachte ich, es vergessen zu haben, aber dann kam auch schon das klackende Geräusch, das mich auffordert, meinen Code einzugeben. Und immer passieren solche Sachen, wenn ich gerade in der Endphase eines neuen Buches bin. Wollen unsere Lieben in den höheren Dimensionen uns Glück wünschen, wenn etwas Besonderes ansteht? Oder wollen Sie, dass ich das noch im Schlusswort erwähne, damit der eine oder die andere Ungläubige vielleicht doch noch nach dem Sinn des eigenen Lebens sucht?

Sie könnten mir einen Gefallen tun: Wenn Ihnen eine Prüfung bevorsteht oder ein besonderes Ereignis, wie eine Trauerfeier, Hochzeit oder Geburt, notieren Sie sich alles, was Ihnen merkwürdig vorkommt, besonders, wenn es mit Elektrizität zu tun hat. Denn die geistige Welt kann sich mit uns über Elektrizität verbinden. Das hat auch eine Botschaft von Toulouse Lautrec aus dem Jahr 1981 gezeigt, die das Medium Luiz Antonio Gasparetto kanalisierte (siehe auch S.77) https://www.youtube.com/watch?v=bWpc71VKiDI

Ich danke Ihnen jetzt schon ganz herzlich für Ihre Erfahrungen, am besten via E-Mail: drmarianneemeyer @ gmail.com

Apropos danken: Wie heißt es so schön? Niemand schreibt ein Buch alleine. Daher danke ich für die Anregungen, Ermunterungen, Hilfen und Ideen folgender Personen: Johann Würtz, Inge und Adolf Schneider, Sergio de Jesus, Wolfgang Meyer, Halima Neumann, Barbara Simonsohn, Renate Janzen, Brigitte Simon, Hedwig Müller, Ilona Brugger, Maurits Hagenaar und neben meinem seligen Mann alle sonstige Beteiligte aus der Sphäre, in die wir alle dereinst wieder zurückkehren.

Mein besonderer Dank geht an Jeannette Forrer und all die anderen Deynique Kosmetiker- und Heilpraktikerinnen, die ich in meinem Buch *SO BEKOMMEN SIE IHR FETT WEG* vorgestellt habe. Dank auch an Bob Hartmann, dem ich zahlreiche Interviews und Seminare verdanke, in denen ich erfahren konnte, dass Gesundheit und Schönheit nicht nur eine Frage konsequenter Körperpflege ist.

Kürzlich habe ich einen Film über das Thema würdevolles Sterben gesehen. Da bei meinem Papier-Wust wohl keiner eine Patientenverfügung finden würde, erwähne ich besser in jedem Buch, dass ich ohne Aussicht auf würdevolles Sterben weder künstlich ernährt werden, noch Operationen oder Chemotherapien bekommen will.

Literatur

Aucoin M et al: The effect of Echinacea spp. on the prevention or treatment of COVID-19 and other respiratory tract infections in humans: A rapid review. Adv Integr Med 2020; Dec; 7(4): 203–217

Biesalski HK: Vitamin D deficiency and co-morbidities in COVID-19 patients – A fatal relationship? Nfs Journal. 2020 Aug; 20: 10–21

Bode AM et al.: The Amazing and Mighty Ginger. In: Herbal Medicine: Biomolecular and Clinical Aspects. 2nd edition. Boca Raton (FL): CRC Press/Taylor & Francis; 2011. Chapter 7.

Bodin J et al.: Vitamin D Deficiency is Associated with Increased Use of Antimicrobials among Pre-school Girls in Ethiopia. Nutrients 2019 Mar 7;11(3)

Bongo GN et al.: Aloe Vera (L.) Burm. F. as a Potential Anti-COVID-19 Plant: A Mini-review of Its Antiviral Activity. European Journal of Medicinal Plants · May 2020 DOI: 10.9734/ejmp/2020/v31i830261

Bouderbala H et al.: Anti-obesogenic effect of apple cider vinegar in rats subjected to a high fat diet. Ann Cardiol Angeiol (Paris)
.2016 Jun;65(3):208-13.

Cannon M L et al.: In Vitro Analysis of the Anti-viral Potential of nasal spray constituents against SARS-CoV-2,doi: https://doi.org/10.1101/2020.12.02.408575

Chaix et al.: Epigenetic clock analysis in long-term meditators. Psychoneuroendocrinology. 2017 Nov; 85:210-214

Chen, YH et al.: Well-tolerated Spirulina extract inhibits influenza virus replication and reduces virus-induced mortality. Sci Rep 2016; 6: 24253

Di Pierro, F et al.: Possible Therapeutic Effects of Adjuvant Quercetin Supplementation Against Early-Stage COVID-19 Infection: A Prospective, Randomized, Controlled, and Open-Label Study. Int J GenMed.
2021; 14: 2359–2366

Enshaieh S et al.: The efficacy of 5% topical tea tree oil gel in mild to moderate acne vulgaris: a randomized, double-blind placebo-controlled study. Indian J Dermatol Venereol Leprol. Jan-Feb 2007;73(1):22-5.

Felten, DL: „Psychosomatic Medicine", Vol. 42 (1980)6

Gartz, Jochen: Wasserstoffperoxid: Das vergessene Heilmittel. Immenstadt 2014

Geesing, Hermann, „Immun-Training", München, 1990

Gordon M et al.: A placebo-controlled trial of the immune modulator, lentinan, in HIV-positive patients: a phase I/II trial. J Med. 1998;29(5-6):305-30

Grunewald F et al.: Effects of Birch Polypore Mushroom, Piptoporus betulinus (Agaricomycetes), the "Iceman's Fungus", on Human Immune Cells. Int J Med Mushrooms 2018;20(12):1135-1147.

Gustafson, KR et al.: AIDS-antiviral sulfolipids from cyanobacteria (blue-green algae) J Natl Cancer Inst. 1989 Aug 16;81(16):1254-8. doi: 10.1093/jnci/81.16.1254

Halima BH, Sonia G, Sarra K, Houda BJ, Fethi BS, Abdallah A.: Apple Cider Vinegar Attenuates Oxidative Stress and Reduces the Risk of Obesity in High-Fat-Fed Male Wistar Rats. J Med Food. 2018 Jan;21(1):70-80.

112

Harunobu A, Nance DM: A randomized, double-blind, placebo-controlled, clinical study of the general effects of a standardized Lycium barbarum (Goji) Juice, GoChi. J Altern Complement Med. 2008 May;14(4):403-12

Hellwig MD, Maia A: A COVID-19 prophylaxis? Lower incidence associated with prophylactic administration of ivermectin. 2021 Jan;57(1):106248.doi: 10.1016/j. Ijantimicag 2020.106248. Epub 2020 Nov 28.

Hiedra R et al.: The Use of IV vitamin C for patients with COVID-19: A single center observational study. *Expert Rev. Anti-Infect. Ther.* 2020;18:1259–1261

Jaskulska A et al.: Thapsigargin, a tumor promoter, discharges intracellular Ca2+ stores by specific inhibition of the endoplasmic reticulum Ca2(+)-ATPase. Proc Natl Acas Sci USA.1990 Apr; 87(7): 2466–2470

Jeremiah SS et al.: Potent antiviral effect of silver nanoparticles on SARS-CoV-2. Biochem Biophys Res Commun. 2020 Nov 26;533(1):195-200

Kang Y et al.: Preventive effects of Goji berry on dextran-sulfate-sodium-induced colitis in mice. J Nutr Biochem. 2017 Feb:4070-76

König, Ralf: Vervirte Zeiten

Kreutz G et al.: Effects of choir singing or listening on secretory immunoglobulin A, cortisol, and emotional state. J Behav Med. 2004 Dec;27(6):623-35

Kreutzer, Martin, Anne Larsen: Mit der richtigen Ernährung heimliche Entzündungen bekämpfen. Riva-Verlag 2018

Kuchta A et al.: The effect of Cistus incanus herbal tea supplementation on oxidative stress markers and lipid profile in healthy adults. Cardiol J. 2019 Mar 26.doi: 10.5603/CJ. 2019.0028

Kumar R et al.: Putative roles of vitamin D in modulating immune response and immunopathology associated with COVID-19. Virus Res. 2021 Jan 15;292:19823

Langguth, Veronik: Atmen Sie sich gesund: Mit Fingerdruckpunkten den heilsamen Atem aktivieren. München 2019

Lindequist U et al.: The Pharmacological Potential of Mushrooms. Evid Based Complement Alternat Med. 2005 Sep; 2(3): 285–299

Lopresti AL, Drummond PD, Smith SJ: A Randomized, Double-Blind, Placebo-Controlled, Crossover Study Examining the Hormonal and Vitality Effects of Ashwagandha (Withania somnifera) in Aging, Overweight Males. Am J Mens Health. Mar-Apr 2019;13(2):1557988319835985

Lopresti AL et al.: An investigation into the stress-relieving and pharmacological actions of an ashwagandha (Withania somnifera) extract: A randomized, double-blind, placebo-controlled study. Medicine (Baltimore). 2019 Sep;98(37):e17186

Mahli HK et al.: Tea tree oil gel for mild to moderate acne; a 12 week uncontrolled, open-label phase II pilot study.Australas J Dermatol. 2017 Aug;58(3):205-210

Martineau AR et al.: Vitamin D supplementation to prevent acute respiratory tract infections: systematic review and meta-analysis of individual participant data. BMJ.2017 Feb 15;356:i658.doi: 10. 1136/bmj. I6583

Matheusz G, Skwarlo-Sonta K: Mechanisms involved in the anti-inflammatory action of inhaled tea tree oil in mice. Exp Biol Med (Maywood).2007 Mar;232(3):420-6

Mentel R et al.: Virus inactivation by hydrogen peroxide. Vopr Virusol. Nov-Dec 1977; (6):731-3

Meyer, Marianne: Gesund ohne Medikamente. Skalarwellenanalyse – Durchbruch in der medizinischen Diagnostik. Norderstedt 2020
Wasserkristalle: Botschaft der Seelen. Norderstedt 2021
Selbsthilfe-Heilbuch für den perfekten Immunschutz, Aitrang 2005

Mohd Yusof, YA: Gingerol and Its Role in Chronic Diseases. Adv Exp Med Biol. 2016; 2016;929:177-207

Moreira H et al.: Antioxidant and cancer chemopreventive activities of cistus and pomegra nate polyphenols Acta Pol Pharm . 2017 Mar;74(2):688-698

Mota, ACLG et al: Antifungal Activity of Apple Cider Vinegar on Candida Species Involved in Denture Stomatitis. J Prosthodont. 2015 Jun;24(4):296-302.5

Mukerjee PK et al.: Phytochemical and therapeutic profile of *Aloe Vera*. J. Nat. Remedies. 2014;14:1–26.

Murphy EJ et al.: β-Glucan extracts from the same edible shiitake mushroom Lentinus edodes produce differential in-vitro immunomodulatory and pulmonary cytoprotective effects - Implications for coronavirus disease (COVID-19) immunotherapies. Sci Total Environ. 2020 Aug 25;732:139330

Neumann, Halima: Stop der Azidose, Allergien und Haarausfall, Fürhoff/Spira Verde 2008

Obeta MU: Anti-COVID-19 Properties of Ginger (Zingiber officinale) assisted Enugu – Nigerian People During the Pandemic. J BacteriolInfectDis. 2020;S(3):5

Park WH: Hydrogen peroxide inhibits the growth of lung cancer cells via the induction of cell death and G1-phase arrest. Oncol Rep. 2018 Sep;40(3):1787-1794

Pentón-Rol G et al.: C-Phycocyanin-derived Phycocyanobilin as a Potential Nutraceutical Approach for Major Neurodegenerative Disorders and COVID-19-induced Damage to the Nervous System. Curr Neuropharmacol. 2021 Apr 8.

Ratha SK et al.: Prospective options of algae-derived nutraceuticals as supplements to combat COVID-19 and human coronavirus diseases. Nutrition 2021 Mar; 83: 111089

Rauwald HW et al.: Labdanum and Labdanes of Cistus creticus and C. ladanifer: Anti-Borrelia activity and its phytochemical profiling.Phytomedicine. 2019 Jul;60:152977

Safa O et al.: Effects of Ginger on clinical manifestations and paraclinical features of patients with Severe Acute Respiratory Syndrome due to COVID-19: A structured summary of a study protocol for a randomized controlled trial. trialsjournal.biomedcentral.com/articles/10.1186/s13063-020-04765-6

Simons, Peter Carl: Aloe Vera 6.000 Jahre Medizingeschichte können sich nicht irren: Was ihnen die Pharmaindustrie nicht erzählt aber schon zu Kleopatras Zeiten jedes Kind wusste. Norderstedt 2015

Simonsohn, Barbara: Stevia, sündhaft süß und urgesund, Aitrang 2010

Singh N et al.: An Overview on Ashwagandha: A Rasayana (Rejuvenator) of Ayurveda. Afr J Tradit Complement Altern Med. 2011; 8(5 Suppl): 208–213

Spyridopoulou K et al.: Extraction, Chemical Composition, and Anticancer Potential of Origanum onites L. Essential Oil. Molecules 2019 Jul; 24(14): 2612

Steiner-Ehrenberger, Doris: Antibiotika-Resistenz. In Lebe natürlich Magazin 1-21

Sullivan SE, Stevenson CW, Laviolette SR: Could Cannabidiol Be a Treatment for Coronavirus

Disease-19-Related Anxiety Disorders? Cannabis Cannabinoid Res Res. 2021 Feb 12;6(1):7-18

Tan XL et al: Polyporus umbellatus inhibited tumor cell proliferation and promoted tumor cell apoptosis by down-regulating AKT in breast cancer. Biomed Pharmacother. 2016 Oct;83:526-535

Thimmulappa RK et al.: Antiviral and immunomodulatory activity of curcumin: A case for pro-phylactic therapy for COVID-19. Heliyon. 2021 Feb;7(2):e06350

Tzachor A et al.: Photosynthetically Controlled Spirulina, but Not Solar Spirulina, Inhibits TNF-α Secretion: Potential Implications for COVID-19-Related Cytokine Storm Therapy. Mar Biotechnol (NY). 2021 Feb;23(1):149-155

Weidner, Christopher, Wunderpflanze Zistrose: Die unglaublichen Heilerfolge mit Cystus Rottenburg 2011

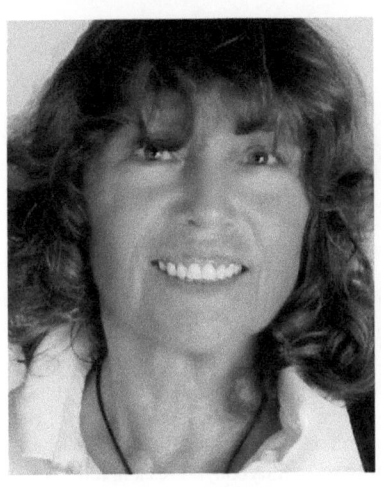

Dr. phil. Marianne Erika Meyer

Menschen zu helfen, gesund zu werden, war schon immer mein Wunsch.

So arbeitete ich zunächst als Arzthelferin. Später besuchte ich während meines Studiums in Diplompädagogik in der Uni-Klinik Frankfurt spastische und krebskranke Kinder und in einer Frankfurter Senioren-Wohnanlage ältere Menschen. Auch gab ich sieben Jahre lang in Louise Hays AIDS-Hilfegruppe in den USA Reiki. Aus letzterem Wirken entwickelte sich das Thema *Stärkung des Immunsystems mit Spirulina* für meine Doktorarbeit in Ernäh-rungswissenschaft.

1997, wieder in Deutschland lebend, durfte ich meine Ergebnisse in Büchern beim Windpferd Verlag veröffentlichen. Durch Vor-träge vor Heilpraktikern und vor allem dank Dr. Hittich, der fünfzigtausend Exem-plare meines Bestsellers „Spirulina, das blaugrüne Wunder" als Sonderausgabe an seine Kunden verschenkte, konnte ich die segensreiche Alge vor allem im deutschsprachigen Raum bekannt machen.

Bis vor einigen Jahren arbeitete ich als Diplompädagogin zeitweise mit verhal-tensauffälligen Jugendlichen in Portugal. Nach dem Tod meines Mannes lek-torierte ich zwei Jahre lang Bücher für den Jim Humble Verlag. Derzeit rette ich frei laufende Tiere und bis das Corona-Virus auftauchte, sang ich neben meiner Schreibarbeit im EAISC Chor, meist in Mehrgenerationen- und Seniorenbegeg-nungsstätten.

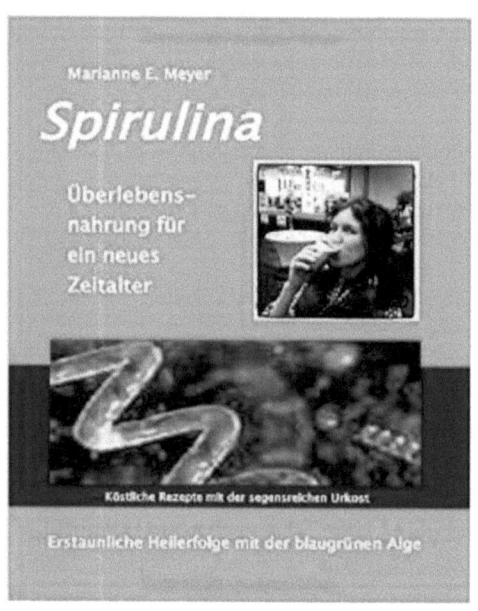

Marianne E. Meyer

Spirulina

Überlebens-
nahrung für
ein neues
Zeitalter

Köstliche Rezepte mit der segensreichen Urkost

Erstaunliche Heilerfolge mit der blaugrünen Alge

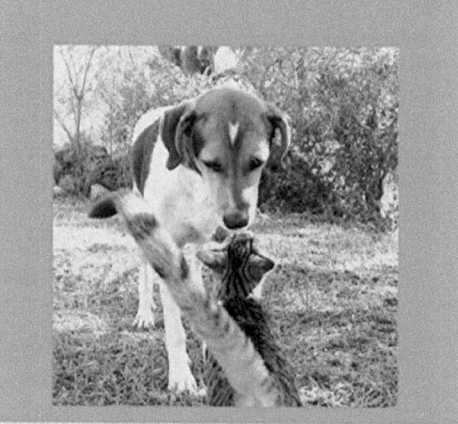

Marianne E. Meyer
Spirulina – Heilnahrung auch für Tiere

Lebensrettende Geheimnisse rund um die blaugrüne Mikroalge
mit farbigem Rezeptteil, gesunden Leckerlis
plus 9 natürliche Entwurmungsmittel

Vor einem Vierteljahrhundert konnte die Autorin die segensreiche Alge mit dem auf ihrer Doktorarbeit basierenden Buch „Spirulina. das blaugrüne Wunder" in Europa bekannt machen. Seither können sich ihre Leser über die sensationellen Heilwirkungen der natürlichen Mikroalge bei Immunschwäche, Infektionen, Anämie, Allergien, Krebs, Aids und vielem mehr informieren.

Wir können mit Spirulina unser Immunsystem stärken und Schmerzen, Depression, Diabetes, MS, Grauer Star, Allergie, Anämie, Arthritis, Leberfibrose, Parkinson, ja sogar AIDS, Krebs und radioaktiven Strahlen Paroli bieten.

Wir brauchen die Nervennahrung heute mehr denn je. Denn sie stärkt das Herz, macht fit und schlank, sorgt für gesunde Augen, Haut und Haare, entsäuert und regeneriert alle Organe.

Von Spirulina profitieren besonders Kranke, Rekonvaleszenten, Schwerarbeiter, Athleten, gestresste Mütter, hyperaktive Kinder, ältere Menschen und viel beschäftigte Manager. Das illustrierte Buch mit köstlichen Rezepten informiert querlesefreundlich über die Nahrungsergänzung Nr. 1.

ISBN: 978-3-7528-9632-9 102 S. 17X22 € 8,99

Spirulina gewinnt weltweit immer mehr Beachtung als medizinisch wirksames Lebensmittel.

Die Fangemeinde des Superfoods steigt mit jedem Jahr. Letzterer Superlativ zeichnet Lebensmittel aus, die durch einen unmessbaren Quell an Nähr- und Vitalstoffen hervorstechen. Bei Spirulina sind es unzählige Enzyme, Chlorophyll, Carotinoide, Phycocyan, essenzielle Amino- und Fettsäuren, sogar die seltene Gamma-Linolensäure u. v. a. m.

Trotz des hohen Proteingehalts von ca. 60 % hat die Mikroalge eine basische, harmonisierende Wirkung auf den Organismus. Deshalb mischen Züchter von Pferden, Hunden, Vögeln und Fischen schon seit vielen Jahren Spirulina-Pulver zum Futter, um die Abwehrkräfte ihrer Tiere zu stärken und Krebs, Diabetes, Arthritis und anderen ernährungsbedingten Krankheiten vorzubeugen.

Die LeserInnen erfahren in dem faszinierenden Handbuch alles Wissenswerte über Spirulina und andere natürliche Heilmittel sowie über für Tiere zuträgliche und giftige Lebensmittel.

ISBN: 978-3-7528-9632-9 102 S. 17X22 8,99

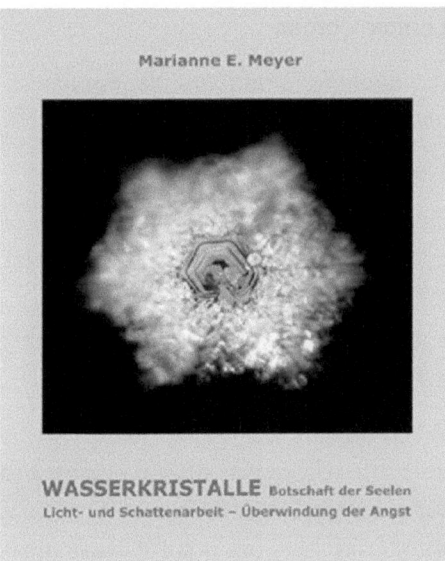

Marianne E. Meyer

WASSERKRISTALLE Botschaft der Seelen
Licht- und Schattenarbeit – Überwindung der Angst

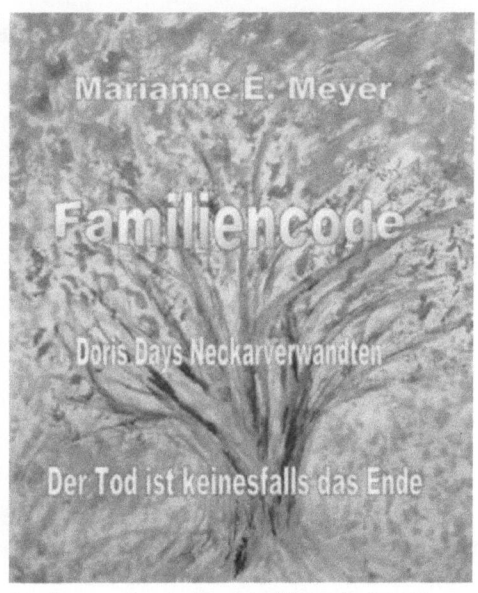

Unser Körper und alles um uns herum besteht aus schwingendem Wasser, das auf Stimmen, Stimmungen und Musik reagiert. Der japanische Wasserforscher M. Emoto entdeckte, dass Wassermoleküle sich entsprechend den Klängen, mit denen sie beschallt werden, verändern.

M. Meyer fand in Zusammenarbeit mit dem Wasserkünstler E. Braun heraus, wer die Wasserkunst verwirklicht. Ihre Forschungsergebnisse hat die Autorin anhand zahlreicher, teils farbiger Wasserkristallfotos in verschiedenen Werken erklärt. Und um Klarheit bemühen wir uns besser in der heutigen, von Verwirrung getragenen Zeit.

Das Buch führt uns auf den Pfad in die Tiefe unseres Lebens und offenbart das Geheimnis in unseren Genen. Hierdurch erkennen wir, dass die unendliche menschliche Aufgabe der Schattenarbeit froh und frei macht und den Sinn jedes Lebens erklärt. Wenn wir erkennen, wie sehr unsere antrainierte Art zu denken uns beeinflusst, muss künftig keine Angst mehr unsere Geisteskraft beeinträchtigen. Ein weiterer Inhalt ist das Prinzip der Gestaltung unserer Wirklichkeit, indem wir uns klarmachen, was wir wirklich wollen. Womit wir uns und andere glücklich machen, ist das, was uns selbst Freude macht. Und das ist unsere Herausforderung.

ISBN: 978-3-7526-6757-8 120 S. 17x22 €9,99

In diesem fesselnden autobiografischen Roman nehmen wir am aufregenden interkontinentalen Leben der Autorin teil. Dabei wird klar, dass wir alle miteinander verbunden sind und Familien seit Generationen ihr eigenes Wertesystem besitzen.

Dieser Code eigener Regeln, Idiome und Kommunikationsstile kommt selbst dann zum Ausdruck, wenn die Familienangehörigen ohne sich zu kennen auf verschiedenen Kontinenten leben.

Das Buch stellt eine Brücke dar, die den Bereich der Lebenden und den der Toten verbindet. Es zeigt, dass es weder Schuld noch Zufall oder Glück gibt, sondern nur Ursache und Wirkung, die viele Jahrhunderte und Verkörperungen auseinanderliegen können. Glück, Pech und Zufall sind nur Begriffe für das noch nicht erkannte Gesetz. Und wer nicht lernt, der leidet. Das einzig Bleibende ist das die Welten Verbindende, der einzige Sinn des Lebens: die LIEBE.

Leserin I. B.G.: „Das Buch vermittelt glasklar gelebte Spiritualität und gehört in jeden Haushalt."

Bei Amazon können die geneigten LeserInnen das Buch schon einmal Probelesen, aber für kosmische Pluspunkte bestellen sie es besser beim lokalen Buchhändler.

ISBN 978-3738643510 208 S. 17x22 cm €9,99

Exkursion: Auf der Suche nach der Wahrheit hinter Corona

Man muss das Wahre immer wiederholen, weil auch der Irrtum um uns her immer wieder gepredigt wird, und zwar nicht von einzelnen, sondern von der Masse.

Johann Wolfgang von Goethe

Anfang Mai 2021 sah ich ein 90-minütiges Video, das die Reise des Linzer Virologen und in Hannover praktizierenden Arztes Professor Dr. Dr. med. Martin Haditsch rund um den Globus dokumentiert. Prof. Haditsch ist ein ausgewiesener Experte, weltweit vernetzt, Facharzt für Hygiene und Mikrobiologie, Infektiologie und Tropenmedizin, Virologie und Infektions-Epidemiologie.

Da sich der Allgemeinmediziner nicht mit der gängigen Bewertung und Problembewältigung im Kampf gegen die Corona-Panik zufriedengeben wollte, interviewte er seine Kollegen. Auf der Suche nach der Wahrheit hat er exklusiv für Servus-TV führende Wissenschaftler und Mediziner besucht, um Antworten auf die wichtigsten Fragen zu bekommen.

Mich hat beim Anschauen des Videos vom 5. Mai besonders der Test mit dem Medikament Ivermectin beeindruckt, den Prof. Haditsch mit seinem Grazer Kollegen Prof. Dr. Kurt Zatloukal in einer Reagenzglas-Studie unter Labor-Bedingungen durchführte. Mit dem überraschenden Ergebnis, dass die Parasiten-Arznei das SARS-2-Virus abtötet.

Aber noch eine größere Sensation war die praktische Anwendung, von der Professor Haditsch nach einem persönlichen Treffen mit Dr. Pierre Kory erfuhr. Der New Yorker Intensivmediziner und Forscher kämpfte als Lungenfacharzt im Epizentrum der Pandemie in New York gegen das Virus. Ungeachtet aller Vorschriften wendete er Ivermectin zur Therapie an und rettete Tausenden Erkrankten das Leben. Diese Behandlungsmethode wird in Europa noch immer von der *European Medicines Agency* (EMA) verhindert. War das der Grund, dass dieses Video gelöscht wurde? Das wirft natürlich die Frage auf:

Wer hat ein Interesse am Durchimpfen der Menschheit mit einem unausgereiften, stark mit Nebenwirkungen behafteten Impfstoff?

Weitere Interview-Partner waren der Virologe und Epidemiologe Prof. Dr. Klaus Stöhr, der Gerichtsmediziner Prof. Dr. Klaus Püschel, der Chefarzt der Lungenstation Cattinara des Krankenhauses in Triest, Prof. Marco Confalonieri und Dr. Thomas Ly. Letzterer Arzt berät die größte Krankenhauskette Thailands im Kampf gegen die Pandemie, betreut den Dalai Lama und ist Mitglied der Gruppe Ärzte für Aufklärung, die sich gegen mehrere der behördlichen Schutzmaßnahmen gegen das Corona-Virus CoV-2 wendet.

In folgendem Video können Sie sich via des Epoch-Times-Interviews mit Professor Dr. Dr. med. Martin Haditsch selbst von Wahrheit über Corona überzeugen.

https://www.youtube.com/watch?v=MaL0ZgcVvGg

Auch nachfolgendes Video nährt meine Zweifel an der sogenannten Pandemie. Drei praktizierende Ärzte berichten über ihre Erfahrungen. Der Münchner Allgemeinmediziner Dr. med. Dohrenbusch spricht von zwei älteren Herren, die mit anderen Krankheiten im Krankenhaus aufgenommen, aber als Corona-Fälle registriert wurden. Dies bestätigt auch die mutige Berliner Krankenschwester Lena in ihrem Fb-Video (https://www.facebook.com/pia.duarte.3/posts/4532928206756599), die auf der Corona-Station eines 1000-Betten-Krankenhauses arbeitet.

Aber nun zu dem Leipziger Internisten Thorsten Mahn, der PCR-Tests macht. Er habe noch nie PatientInnen ins Krankenhaus schicken müssen und keine seien bisher gestorben. Mahn impft jedoch nicht mehr, da viele seiner Patienten trotz doppelter Impfung in seine Praxis kommen und fragen, wieso es ihnen schlecht gehe. Auch erkenne er bei der Befragung, dass die Menschen eigentlich gar nicht geimpft werden wollen, dass es der Arbeitgeber verlange oder sie dem Druck der Politik und der Medien nicht mehr gewachsen seien. Mahn sagt in diesem Video vom 18. 11., dass er am 2. oder 4. Oktober seine letzte nicht geimpfte Patientin mit positivem Test gehabt hätte. Alle anderen positiv getesteten PatientInnen seien doppelt geimpft gewesen! Dem gewissenhaften Arzt, der gemäß des geleisteten hippokratischen Eides Schaden von seinen Patienten abzuwenden handelte, wurde am 11.11.21 sein Auftrag, Studenten in seiner „Akademischen Lehrpraxis der Universität" zu unterrichten, gekündigt, weil er nicht mehr gegen Corona impfen will!

hausarztpraxis-mahn.de/data/documents/Kuendigung-Lehrpraxis-Uni-Leipzig.pdf

Auch Dr. med. Henrik Ullrich berichtet als Chefarzt einer sächsischen Klinik von schwächeren Verläufen. Die Zahl der Patienten sei im Vergleich zum vorjährigen Dezember bei 50 bis 60 % und es seien auch weniger Patienten verstorben als 2020. Das decke sich auch mit den RKI-Veröffentlichungen von akuten respiratorischen Atemwegserkrankungen: Auf 20 andere Keime, die Atemwegsinfektionen auslösen, kommt 1 Corona-Virus. Da in die Epidemie hinein geimpft wurde, habe man einen Mutationsdruck bzw. die vielen Varianten erzeugt. Deshalb gehe auch die Inzidenz nicht zurück.

https://www.youtube.com/watch?v=vAos0y0Xo18

Echten Epidemiologen sollten diese Zusammenhänge bekannt sein. Da kommt natürlich die Frage auf, ob die „Verschwörungstheoretiker" doch recht haben und vielleicht alles so geplant war.

Die Epidemiologin Angela Spelsberg, Ex-Frau von Gesundheitsminister Karl Lauterbach entlarvt die Corona-Politik ihres Ex-Mannes mit deutlichen Worten als falsch! „Ich bin Wissenschaftlerin und Epidemiologin und keine Politikerin. Für mich zählen immer die Fakten. Und ich finde es nicht korrekt, wenn man nach Ablauf einer derartig milden Infektion behauptet, es wäre der größte Killer und die größte Gefahr! Dies sind alles Hypothesen gewesen, die darauf beruht haben, dass man sagt, es ist ein NEUES VIRUS. Und gegen ein NEUES VIRUS haben wir keinen Schutz. DAS HAT SICH ALS FALSCH ERWIESEN. Ein Virus, auch wenn es bestimmte Mutationen hat, die wir jetzt nachweisen können, weil wir Gensequenzen und so weiter mittlerweile analysieren können, ist trotzdem für unser Immunsystem nicht neu. Und deshalb hat es Immunantworten gefunden. Deshalb ist diese Infektion sehr mild verlaufen."

In folgendem Video wurde Spelsberg darauf angesprochen, dass sie und ihr Mann beide in Havard studiert hätten. Ja, aber nur sie hätte Epidemiologie studiert, ihr Mann Health Policy & Management. Wem ist also mehr zu trauen? Einem der Pharmaindustrie verbundenen Politiker oder seiner unabhängig arbeiteten Ex-Frau?

pressecop24.com/ex-frau-von-spd-politiker-karl-lauterbach-die-epidemiologin-angela-spelsberg-entlarvt-die-corona-politik-ihres-ex-mannes-mit-deutlichen-worten-als-falsch